U0111727

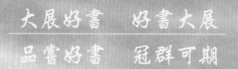

大展好書　好書大展
品嘗好書　冠群可期

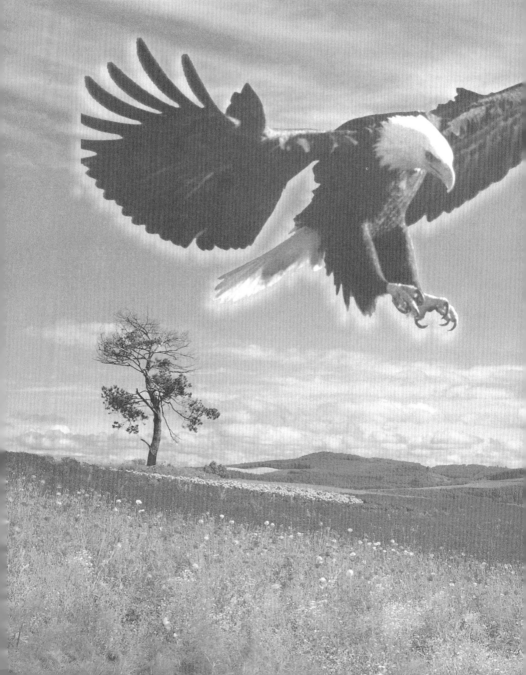

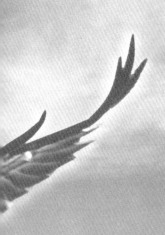

大展好書　好書大展
品嘗好書　冠群可期

少林功夫⑭

少林氣功秘集

釋德虔
徐勤燕　編著

大展出版社有限公司

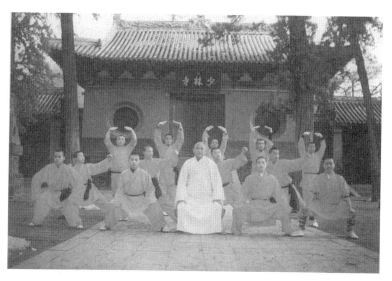

原中國武術學會委員、河南省武術協會副主席釋德虔（中）同弟子們一起在山門前演練少林易筋經氣功

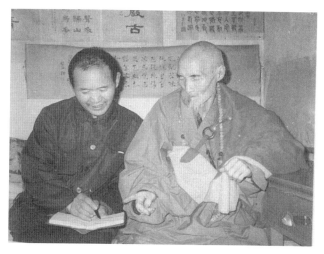

少林寺第二十九代名譽方丈、著名僧醫德禪大和尚（右）向師弟德虔（左）傳授少林寺醫學骨傷科和武術氣功秘技。

德虔大師（左）於
1989 年 12 月上旬
訪問新加坡時用氣
功為印尼老人醫治
上臂神經痛。

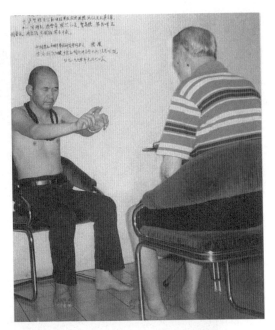

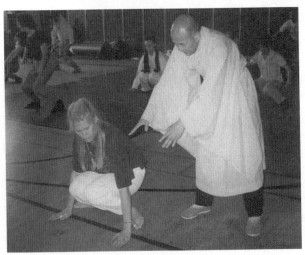

德虔大師（右）於 1992 年 6 月訪問美國時，在舊金山市
指導美國紐約大學生濱練易筋經氣功。

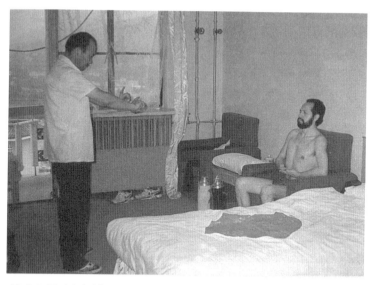

德虔大師（左）於 1993 年 3 月用氣功為英國卡拉希教授（右）醫治胃病。

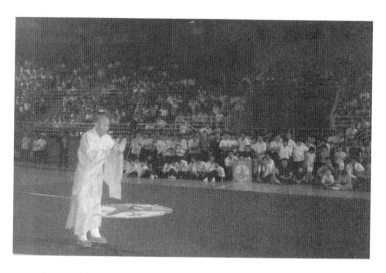

1997 年 7 月中旬，德虔大師（左）在紐西蘭奧克蘭市中心體育館為五千觀眾表演少林易筋經。

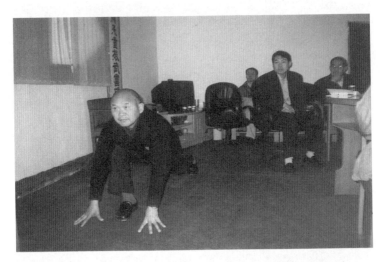

2002年4月，德虔大師（左）出席了國家體育總局健身氣功管理中心在武漢召開的全國首屆易筋經觀摩交流大會，並且作了精彩表演。

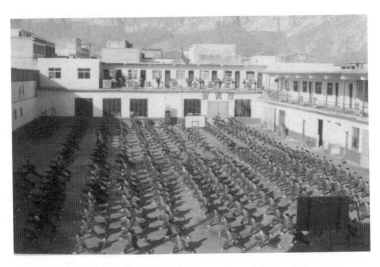

中國少林寺國際武術學院國內外學生 800 人在演練少林達摩易筋經氣功。

序 言

▶▶▶▶▶▶▶▶▶▶▶▶▶▶▶▶▶▶▶▶▶▶▶▶▶

　　少林健身氣功是少林寺眾僧在學習、繼承和發揚中國氣功的基礎上發展起來的，具有特殊的健身價值和防衛功能的氣功。

　　少林氣功，源遠流長，約起源於北魏太和年間，距今有一千五百多年的歷史。公元 496 年，少林寺的開創者跋陀的門徒稠禪師就能夠踏牆橫行四次，還能持丈解虎等等，可見稠禪師身藏很高的氣功卓技，可列為少林寺最早的一位氣功武術大師。又如唐代的子升和尚（567～666）擅長鐵沙掌氣功；宋朝的靈丘和尚（？～977）擅長二指禪氣功；元代的惠炬和尚（？～1340）擅長鐵掃帚氣功；明代的惠莊和尚（1331～1390）擅長內氣功；可靜禪 7 日，不進水米，練功後還能上山砍柴。清代的同序和尚擅長練鐵布衫氣功；民國年間的貞俊和尚擅長輕氣功，在圓寂前半個月，還在寺內方丈室前成功演練了縱身上房術，飛上了方丈室房頂；還有近代的貞緒和尚擅長硬氣功（金剛腳功），能把二百多斤的大鐵鐘鼻一腳踢到兩丈遠之外。更有今日，弟子行燎和行國等擅練二指禪硬氣功，伸出中、食二指，可以把石板搗碎，或擊磚兩半。可見自古到今，少林寺眾僧都擅練氣功，而且有

很高的造詣。特別是已故方丈德禪大和尚，一生擅練健身氣功之易筋經、八段錦、風擺柳、信游功等，才使他身輕健壯，年過八旬還精神飽滿，記憶力強，腎壯齒滿，眼不花，耳不聾，聲音洪亮，走路飛快，就是青年小伙子都難以追上他。這些都充分證實了少林氣功在健身、防衛方面的特殊功能。

　　本書根據永祥和尚在石友三火燒少林寺前復抄的有關氣功秘本和德禪方丈的秘授選編而成，大部分內容是首次公布於世。本書主要介紹少林健身氣功，包括少林內氣功、禪氣功、硬氣功、輕氣功，特別對少林易筋經、八段錦、風擺柳、信游功、柔功、太和氣功等民間廣為流行且頗有養生長壽價值的健身氣功套路作了詳細說明。為有助於讀者練功和健身，還首次公開了部分練氣功秘方。

8

　　氣功是中國各族勞動人民數千年來在生產、生活中，由艱苦奮鬥逐漸發展起來的民間傳統文化結晶，應該廣泛宣傳，全面推廣，繼承發揚，使氣功這一文化瑰寶能為增進我國廣大人民及人類的體質健康和推動生產力的發展發揮有益的作用。

　　本書原存資料因受歷史條件的限制，不一定完全適於今日之用，故僅供參考。期望讀者以科學的態度，棄去糟粕，吸取精華，並在實踐中驗證它的真正價值和功能。由於本人文化程度有限，再加時間短促，書中錯誤難免，敬請諸位氣功老師和讀者批評指正。

　　　　　　　　　　　　　　　　釋德虔

　　　　　　　　　　　　　　　　於少林寺

目　錄

>>>>>>>>>>>>>>>>>>>>>>>>>>>>>>>>>>>>>>

第一章　少林氣功概述 …………………………………… 17

第一節　少林氣功源流 …………………………………… 17

第二節　少林氣功特點 …………………………………… 19

第三節　少林氣功運氣宗法 …………………………… 20

　一、基本法則 ………………………………………… 20

　二、運氣方法 ………………………………………… 22

　三、練氣要領 ………………………………………… 25

　四、偏差與糾正 ……………………………………… 26

　五、氣功原理探討 …………………………………… 29

第二章　少林內氣功 …………………………………… 37

第一節　少林靜禪功 …………………………………… 37

第二節　少林靜功十段 ………………………………… 42

第三節　少林氣功古驗秘抄 …………………………… 44

　一、納氣分路法 ……………………………………… 44

　二、呼吸動靜法 ……………………………………… 44

　三、內壯論 …………………………………………… 45

四、凝神氣穴 ················· 46

五、下部行功論 ················· 47

六、氣功闡微 ················· 47

第四節　內氣功新論 ················· 53

第三章　少林太和氣功 ················· 55

第一節　仰臥十八法 ················· 56

第二節　禪坐十八法 ················· 65

第三節　高禪坐功十八法 ················· 72

第四節　站轉禪功十九法 ················· 79

第四章　少林達摩易筋經功法十二式 ········· 87

一、韋馱獻杵第一式 ················· 88

二、韋馱獻杵第二式 ················· 88

三、韋馱獻杵第三式 ················· 89

四、接星換斗式 ················· 90

五、倒拽九牛尾式 ················· 92

六、擊爪亮翅式 ················· 94

七、九鬼撥馬刀式 ················· 95

八、三盤落地式 ················· 98

九、青龍探爪式 ················· 100

十、臥虎撲食式 ················· 102

十一、打躬式 ················· 105

十二、調尾式 ················· 107

第五章　少林柔功三十一式 ················· 111

一、平和架騎馬式 ……………………………… 111

二、平和架望月式 ……………………………… 112

三、平和架舒氣式 ……………………………… 112

四、武功頭初式 ………………………………… 113

五、武功頭二式 ………………………………… 113

六、武功頭三式 ………………………………… 114

七、巡手式 ……………………………………… 114

八、玉帶式 ……………………………………… 115

九、垂腰式 ……………………………………… 115

十、提袍式 ……………………………………… 115

十一、幞面式 …………………………………… 116

十二、搔面式 …………………………………… 116

十三、朝笏式 …………………………………… 117

十四、偏提式 …………………………………… 117

十五、正提式 …………………………………… 118

十六、薛公站式 ………………………………… 118

十七、列肘式 …………………………………… 120

十八、伏膝式 …………………………………… 121

十九、站消式窩裏炮 …………………………… 122

二十、站消式沖天炮 …………………………… 122

二十一、站消式穿心炮 ………………………… 123

二十二、打穀袋式沖天炮 ……………………… 123

二十三、打穀袋式穿心炮 ……………………… 124

二十四、打穀袋式雕手 ………………………… 124

二十五、打穀袋式小沖天炮 …………………… 124

二十六、打穀袋式扛鼎 ………………………… 125

二十七、打穀袋式盤肘 …………………………… 125

二十八、打穀袋式雕式 …………………………… 125

二十九、打穀袋式伏膝式（之一）……………… 126

三　十、打穀袋式伏膝式（之二）……………… 126

三十一、海底撈月式 …………………………… 127

第六章　少林傳統健身氣功套路 …………… 129

第一節　少林八段錦 …………………………… 129

第二節　少林信游功 …………………………… 135

第三節　少林風擺柳功 ………………………… 143

第四節　少林童子功 …………………………… 151

第七章　少林輕氣功 ………………………… 157

第一節　少林飛毛腿功 ………………………… 157

第二節　少林跳砂坑功 ………………………… 158

第三節　少林流星步功 ………………………… 159

第四節　少林二指禪功 ………………………… 161

第八章　少林硬氣功 ………………………… 167

第一節　掌切磚功 ……………………………… 167

第二節　拳開石功 ……………………………… 169

第三節　鐵頭功 ………………………………… 170

第四節　鐵臂功 ………………………………… 172

第五節　鐵掃帚功 ……………………………… 175

第六節　金剛腳功 ……………………………… 180

第七節　銅砂掌功 ……………………………… 181

第八節　鐵布衫功 ················· 185

第九節　一指金剛功 ················· 189

第十節　一指禪功 ················· 191

第十一節　鐵砂掌功 ················· 193

第九章　少林寺練氣功秘方 ················· 197

第一節　練氣功綜合藥方 ················· 197

一、安神理氣補腦方 ················· 197

二、調和氣機方 ················· 198

三、練氣功通用方 ················· 198

四、練功舒筋方 ················· 198

五、練氣助功酒 ················· 199

六、練功暢通氣血散 ················· 199

七、少林運氣丹 ················· 200

八、收功斂益散 ················· 200

第二節　各種功法秘方 ················· 201

一、洗臂秘方 ················· 201

二、排打功內壯方 ················· 201

三、鐵掃帚秘方 ················· 201

四、少林洗足湯 ················· 202

五、腿踢功藥方 ················· 202

六、銅砂掌練功浴洗秘方 ················· 203

七、練功洗手指腳趾藥方 ················· 203

八、練功洗指秘方 ················· 204

九、練鐵布衫功洗浴方 ················· 204

十、健壯全身筋骨消疾方 ················· 204

十一、上罐功洗手方 ……………………… 205

十二、少林洗大臂湯方 …………………… 205

十三、少林洗小臂湯方 …………………… 205

十四、練功內壯方 ………………………… 206

十五、功前浴洗全身方 …………………… 206

十六、練一指金剛妙方 …………………… 207

十七、拔釘功洗指方 ……………………… 207

十八、少林椿功秘方 ……………………… 207

十九、金鐘罩功浴洗秘方 ………………… 208

二十、練鐵牛功藥方 ……………………… 208

二十一、練功洗手秘方 …………………… 208

二十二、練氣綜合浴洗全身秘方 ………… 209

二十三、練掌切磚功洗方 ………………… 209

二十四、練金龍手功洗方 ………………… 209

二十五、練推山功洗手藥方 ……………… 210

二十六、練腿功洗藥方 …………………… 210

二十七、練鷹爪功洗手秘方 ……………… 211

二十八、練掌功洗手秘方 ………………… 211

二十九、練金砂掌洗手方 ………………… 212

三　十、練鐵砂掌洗手秘方 ……………… 212

三十一、練飛行功秘方 …………………… 213

三十二、練四肢功秘方 …………………… 213

三十三、練五毒追風掌洗手方 …………… 214

三十四、練一線穿功洗腿方 ……………… 214

三十五、練足穿縱術洗腿方 ……………… 214

三十六、練金鑔指洗方 …………………… 215

三十七、練拈花功洗手方 ················· 215

三十八、練螳螂爪功洗手方 ··············· 215

三十九、練跑板功洗腿秘方 ··············· 216

四　十、練閃戰術洗方 ················· 216

四十一、練金刀換掌功洗方 ··············· 217

四十二、練輕身術洗方 ················· 217

四十三、練鐵膝功洗方 ················· 217

四十四、練陸地飛行術秘方 ··············· 218

四十五、練內氣功壯身丸方 ··············· 218

四十六、游水內壯丸方 ················· 219

四十七、練點石功洗手方 ················ 219

四十八、練琵琶功洗手方 ················ 220

四十九、練柔骨功秘方 ················· 220

五　十、練游牆術秘方 ················· 220

五十一、練布袋功秘方 ················· 221

五十二、練蛤蟆功秘方 ················· 221

五十三、練千層紙功洗手方 ··············· 221

五十四、練彈子拳洗手方 ················ 222

五十五、練鎖指功洗手方 ················ 222

五十六、練掌功內壯秘方 ················ 223

五十七、練功秘方 ·················· 223

15

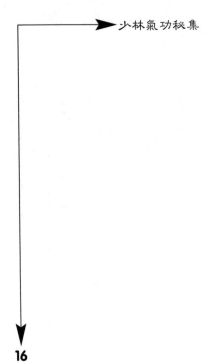

少林氣功秘集

第一章
少林氣功概述

第一節　少林氣功源流

　　北魏孝昌三年（公元527年），印度僧菩提達摩來到嵩山，在五乳峰下的濁洞裡面壁九年，出山後授禪法於少林寺，使禪宗漸得盛行，少林寺從此成了聞名中外的武術聖地。

　　至唐，因少林寺僧扶唐有功，太宗皇帝準其備養僧兵，從此少林武功得到發展。由於歷代少林寺僧人習武練功之風不絕，使少林武術中內含的氣功不斷發展，並出現過眾多身懷絕技的氣功大師。如：宋瑞宗年間的首座僧洪溫大和尚，精於硬氣功和樁功，年過八旬尚能頭頂百斤，雙膝架人；元代的惠炬和尚、明代的行可和尚皆善輕功，可跨澗越崖，隔牆熄燭，丈外制人；清康熙年間的武尼清玉有蹬萍渡水之功；近代的恆林和尚能拳擊石碎。再如當今德禪法師的外功「風擺柳」，素雲和尚的內功「雙盤膝」，德虔弟子行燎之鐵沙掌、行俊之銀槍刺喉和五朵金花等都馳名世界，還有李保國的二指開石、掌粉磚等等，不勝枚舉。

少林寺僧在練功的同時，還對少林氣功進行了搜集和整理，作了大量編撰工作。如宋代福居和尚所編《少林拳譜》，明代行洪和尚所編《少林氣功集錄》等典籍，匯集各路少林氣功，為後人留下了寶貴的少林武術資料。

在漫長的歷史長河中，少林氣功在少林寺院及民間不斷地豐富和發展著。只是到了清末，由於國勢衰敗，再加戰禍、饑荒不斷，少林寺的命運也和整個國家的命運一樣悲慘。特別是民國十七年（公元 1928 年），軍閥石友三火焚少林寺，大火蔓延 40 餘天，不僅燒了寺院主要殿堂，而且歷代珍藏和傳抄的少林拳譜和氣功資料，皆化為灰燼。寺僧四散，衣食無著，哪裡還談得上習武練功呢？

解放後，人民政府十分關懷少林寺的復修和少林武術的發展，先後撥款數千萬元，用於修復寺院，寺僧們也陸續歸院，重登練武臺，使少林武術氣功得以恢復。國家投資新建的「少林武術館」將再匯集全國武術氣功高手，培養出更多的氣功新秀。盛世之年，少林氣功必定會大放異彩。

目前，國內外氣功愛好者積極學練少林八段錦和易筋經，尤其對易筋經功法更為敬崇。

據不完全統計，目前演練少林易筋經的已有 47 個國家和地區，總人數已超過 5000 萬。特別是 2001 年 3 月，在香港成立了國際少林易筋經學會，並且舉行了首屆國際少林易筋經觀摩交流大會，來自 16 個國家和地區的 17 個代表隊共360 名運動員參加了傳統武術和少林易筋經觀摩交流大賽。從此，中國少林武術中少林易筋經這一塊寶，將更加鮮艷地在全世界開放，為促進中外友誼和增進人類體質健康作出傑出的貢獻。

第二節　少林氣功特點

少林氣功是我國最早的氣功流派之一，在練法、內容、風格、功法形態和用途方面，有以下幾方面的特點：

一、靜純恆穩

主要指內功的坐禪法，即按禪法坐定後，腦與心、眼與耳都進入虛無狀態。雷聲震天，刀逼頭腹，不僅聲色不動，而且禪位形體和大腦都絲毫不驚，純靜如水。

二、靜中求動

指少林內功中的行功法。如伸拳丈外熄燈、彈指發氣觸人面部蟲行及可以治病等，都是靜中求動之法。

三、緩運急發

指外氣功的輕功和硬功。取式入位後，緩緩運氣三循（也叫周天），然後對準把位或目標，急速發氣進勁，達到靜而霎動之效果。

氣由丹田來，氣從丹田發。特別注意以意領氣，氣與力合，以氣壯力，以力制人。

四、內容豐富，練法較多

少林氣功無論年老年少，體強體弱，或男或女，均可酌情選擇項目學練，達到健身、祛病和防衛之目的。

五、用法別奇，迸勁迅疾

主要指外氣功。要學沉疾進驟，反覆丹田，即是「氣沉丹田，剎那間，發氣進勁一眨眼」。無論是輕功的騰飛，還是硬功的粉磚，均如此迅疾。

第三節　少林氣功運氣宗法

一、基本法則

歌訣：

> 少室長燈明四季，禪影伴燈靠真氣。
> 水穀只能潤肌膚，惟有宗氣維身力。
> 氣功練成三妙旨，一靜二鬆三勻細。
> 靜皆心空無塵染，萬物如石沉海底。
> 鬆皆放肌如流沙，血隨氣運緩緩下。
> 呼吸深長細而勻，長短相等毫不差。

少林氣功修練的基本法則有四，即靜、鬆、勻細、恆。

（一）練　靜

練靜，即練氣功時，思想要完全集中。有歌訣曰：「莫看面前仙女行，莫思門外玩活龍，莫懼金刀取首級，仿似獨君深山行。」具體說來，就是練功時要思想集中，排除一切雜念，其法是意守丹田。因丹田是男子之精室，女子之胞宮宅室，也是氣海（即氣之腑）的聚地，「丹田即氣海。能消吞百疾」。所以，意守丹田是練氣功的首要原則。拳譜云：「舌抵上腭攝真氣，氣注丹田成神威。」練氣功時，一是意守丹田，二是舌抵上腭，攝氣歸意，意從腦施。這樣才不至於使人身的宗氣、衛氣、元氣之流散。內經云：「氣為血之帥，血為氣之母。」氣順血暢，血盛氣壯，氣壯力雄。總

之，血為氣壯力，氣為血導航，對氣功來說，尤其如此。攝氣即聚氣，發氣即發勁，氣到力到，氣乃精也，氣乃力也。

上述練氣功的方法，對初學者來說，易做難練，主要是剛開始練時，思想難以集中。少林老前輩們為我們提供了一些求靜的方法，如「暗算」，即不發聲地數數；或以呼吸計數，即把一呼一吸定為一息，數息數。這樣久而久之，思想就集中了。「靜從思純來」，思想集中，心思皆安靜。

（二）練 鬆

練鬆，即全身的肌肉要放鬆。拳譜云：「鬆者氣宜達，氣足再攝存。」在習武交手中，為了對付對方的各種攻勢，隨時採用不同方法還擊，一拳一足，皆需調氣（即換氣）。從上到下，或從下到上，從左到右，或從右到左，這些過渡皆需調氣。調氣前必先檢氣，不鬆者難移，鬆者才透氣、才順氣。這是「鬆」在氣功中的作用。

21

（三）練匀細

練匀細，即練氣功時，要使呼吸粗細均匀，長短相宜，呼則呼盡，吸則吸滿，切忌長吸短呼，或長呼短吸。

（四）練 恆

練恆，即要早、午、晚一日三練。拳譜云：「晨練泄廢納新氣，午練順逆精氣蓄，夜深旋氣發精銳，彈指穿木如插席。」

①早練：人體經過一夜平臥，體內的廢氣必然聚積。而早晨練氣功，一可舒展筋骨，泄盡廢氣；二可納入新氣，整

臟振神。

②午練：人體經過半天的活動，易致氣逆、失靜，失靜而無力。午練可調氣歸穴，導靜倡順。但午練時間不宜過長，一般 10～15 分鐘即可。

③披星練：也叫夜深練。夜半更深，萬籟俱寂，宜使思純心專，氣易領發。

二、運氣方法

運氣也叫用氣。運氣的過程是先換氣，然後以意領氣，下沉丹田（即全身之氣匯聚丹田），最後發氣（即發力），內功以意領氣，外功以意迸氣。氣與力的融合即為氣功。

運氣歌訣：

四更黎明速起身，面向東南吸氣深。

三呼三吸泄廢氣，吐故納新舒肺門。

呼則足跟往上提，展臂掄手向前伸。

吸則擴胸展雙肺，足跟落地臂側分。

呼氣前探吸後仰，骨節筋外展繃緊。

動則舌頂上腭處，全身宗氣聚閥門。

運氣上達崑崙峰，緩緩下注達腳心。

起落開合貫一氣，上下左右緊附身。

氣出丹田達指尖，氣回肺腑手足緊。

手滾而出意氣摧，身滾而動攝氣存。

少林氣功妙在練，久練功深推山滾。

每日清晨，面向太陽，吸氣三口，然後運氣。上運達崑崙，下運至腳心。手之出入，足之進退，身之左旋右轉，起

落開合，練成一氣。

（一）換氣

換氣也叫吐故納新，是練習氣功的準備動作。每日早晨約5點鐘起床，到空氣新鮮的地方，面向東南，挺直而站，腳立成八字形。先活動頭頸，然後再活動四肢、腰等部位片刻。兩手由胸前分開，由下向外、向上、向前畫弧，同時開始吸氣。當兩手平肩時，兩肘向後張，使胸部擴張。當兩臂向上越頭伸直時，腳跟離地上提，用力吸一口氣。然後兩手由頭上緩緩向前、向下，上身慢慢前俯，同時用力呼氣。當兩手下落過膝時，兩掌五指環扣交叉，盡量下按，使兩掌心著地，兩膝繃直，用力呼一口氣。然後兩手鬆開，慢慢向上畫弧，開始吸氣，上身慢慢直起。就這樣起身吸氣，俯身呼氣，一呼一吸，反覆進行5～7次。

無論練內功、外功，都必須先學練換氣。這個動作雖然簡單易學，但在氣功中卻是很重要的一環。換氣，不僅是氣功的基礎功，而且也是永恆功，要每天堅持不懈。

（二）氣沉丹田

氣沉丹田，首先是明確丹田的部位。對此，寺院眾僧說法有別。東院氣功大師淳濟認為丹田在臍下一寸五分；南院氣功大師貞緒認為丹田在臍下三寸；少林寺方丈德禪法師認為丹田的部位是指臍至臍下三寸的一片；首座僧素喜武師也認為丹田是臍至關元穴（臍下三寸正中）的一片。

拳譜曰：

　　丹田位臍下，三寸正中間。

換氣五七循，意守在丹田。

調息聚關元，勁源在丹田。

意領發四梢，瘦漢擔泰山。

四兩撥千斤，丹田是力源。

以意領氣，使氣入下腹正中為「氣沉丹田」。每天早上換氣後，或挺身站立，或站弓步樁、馬步樁，開始以意領氣，每時每刻都以意調息，意守丹田。

丹田之法，為氣功之母法。丹田之氣，為虎力之源。在練此法時切記要有耐心，恆者必成。

（三）氣發丹田

氣發丹田即以意領氣，使氣沉丹田，漸而聚之丹田，然後任意發至所達部位。少林寺已故氣功大師貞俊認為：「丹田為氣功之根，洪流之源。」意思是說，丹田是氣功之本，是生泄元氣之腑，貯勁之庫，發勁之源。

當全身之宗氣、衛氣、元氣匯聚在丹田時，就可迸發出強大的力量。右動者，進勁即達左；左動者，進勁即達右；上動者，進勁即達上；下動者，進勁即向下；全身百節齊動者，進勁即疾注百節，勢如山崩。

動與進要同時發動，周密配合，久練方見成效。開始先動手、動腳。練到數月後，再動腿、動肘、動膝。繼而練身、練躍，然後再逐步練手功、足功、腿功等。

（四）意守丹田

意守丹田，即是用意靜思丹田，默默地堅守。此法說起來比較抽象，特別是初學者更感玄妙，其實不然。常言說：

「有志者，事竟成。」只要循序漸進，持之以恆，一定能夠收到滿意的效果。

練意守丹田的時辰一般以早晨 6～7 時、上午 9～10 時、下午 2～3 時、晚 10～11 時為宜。初學者每次練 10～30 分鐘，一年後每次練 30～60 分鐘，早晨和晚上可適當延長時間。

三、練氣要領

（一）內功

①因人制宜，選擇合適的形式，先練氣法，即以舌頂上腭，閉口，鼻施呼吸，意守丹田。

②以靜為綱，始終如一，或坐或站，肢體必須保持自然，肌肉放鬆。

③以意領氣，思則氣到，意不可亂，氣不可逆。

④有始有終，不可敷衍，更不可半途而廢。

25

（二）外功

①每日清晨起床後先拔筋運氣，三呼三吸，泄廢氣，納新氣，即吐故納新。

②先靜而後運氣，氣沉丹田，疾收疾發。

③氣與力合，腦與心合，心與意合，以意領氣。又必須以目視其標而及於腦，由腦施策，以意領氣，以氣壯力，以力動氣，以氣發勁。

④練內功，必須由淺入深，由簡到繁，由易到難，循序

漸進，不能急於求成。

⑤練外功，必須堅守「苦與恆」的妙訣。凡屬少林功夫，無苦不成才，無恆不成功。若無恆心而中途停練，會使功夫半途而廢。

⑥練者必得其法。僅靠苦與恆，而不得其法，也難成才。要練成真功，必須拜良師指教，刻苦練功，虛心學習諸家之長，補己之短，持之以恆。

（三）注意事項

①每天早晨三呼三吸、吐故納新時，必須選擇空氣新鮮的場所，免得吸入濁氣，導致胸肺滯積，影響身心健康。

②過度饑餓或剛用過飯時，過量飲酒和情緒不舒暢時，不適宜練外功。

③練內功或外功，都必須循序漸進，切不可雜亂無章，求之過急，嚴防氣循倒置，影響身心健康和練功效果。

④調整飲食規律，切忌暴食暴飲。加強營養，增強體質，有利於練功。

⑤高血壓、嚴重心臟病等症患者及在熱性病高熱期、結核病活動期、大病恢復期、婦女經期，禁練外功。

四、偏差與糾正

1.氣逆凝滯

初練意守丹田，因方法不當或意亂失調，容易導致氣逆凝滯，造成下腹部脹滿，甚則串痛或全身不適。如有此症狀，可採用按摩法或針刺法解除。如氣凝下腹，產生下腹脹

滿或串痛時，可用中指按壓氣海穴（臍下正中一寸五分）或關元穴 5～7 次，並由上向下按摩 1～3 分鐘，即可解除。用針刺上述穴位，亦可除患。

少林氣功也同其他門派氣功一樣，如違背練功法則和注意事項，就將導致氣血逆行和臟腑功能紊亂，即所謂「走火入魔」。

為此，特將因違反練功原則而出現偏差的糾正辦法，擇要提供給初學者供參考。

2. 泰山壓頂

自覺氣聚頭頂，頭部有明顯的脹痛和重壓之感。此偏差可由改練其他功法，使全身或局部放鬆來予以糾正，也可根據自己的體質採用補瀉法。

27

用手指點按太陽、風池、合谷、湧泉等穴，每穴點按30～50 次，片刻即可消疾。

3. 前額凝黏

自覺氣聚前額，有前額貼了一張膏藥之感。此症狀可透過改練「十段功」中的「韋馱捧杵」，使局部肌肉放鬆，予以解除。也可用手指點按上星、太陽、風府和崑崙等穴，施瀉法來緩解、糾正。

4. 氣困纏身

自覺熱氣纏身，猶如火燒。此症狀可透過改練「風擺柳」一式，或用手指點按百會、曲池、氣海、三里等穴來解除。

5. 心慌意亂

此偏差可由改練「行功三十一式」中的一、二式，或用手指點按內關、神門、心俞和三里等穴來糾正。

6. 胸背寒熱

自覺胸前和背部灼熱燃燒或冰冷寒顫。如有此症要立即停練。胸背發冷者，可用溫水浴洗；胸背發熱者，可自用手指點按大椎、風池、曲池和三陰交等穴，即能解除。

7. 昏沉思睡

練坐功或臥功時，練功者會不知不覺地昏昏欲睡。此時氣功師或教練員可用指點按練功者的人中、百會、合谷等穴，即可復蘇。

8. 腿部麻木

可施補法，用手指點按陽陵泉、三里等穴予以解除。

9. 頭緊舌強

自覺頭緊如裹，舌強難言。此症可由改練風擺柳、八段錦等柔功或用手指點按頰車、百會、合谷等穴來緩解。

10. 丹田鼓脹

自覺氣聚臍下的丹田穴處，下腹鼓脹。此症可用手指點按天樞、氣海、三里和湧泉等穴，片刻即可緩解。

11. 氣機沖竄

自覺氣機上沖，呼氣時猶如氣流從口噴出，吸氣時好似一股氣流直竄丹田，導致心慌不適。此症可由改練其他功法或進行自然呼吸來糾正，也可用手指點按神門、氣海、三里、湧泉等穴，即可引氣歸原。

12. 翻胃欲吐

自覺氣逆上沖，胃脘翻騰，噁心欲吐。此症可透過改練臥禪功或用手指由上往下點按中脘、氣海、三里等穴來緩解。

五、氣功原理探討

（一）氣的眞義

人的一身，內有五臟六腑，外有五官四肢。五臟者：心、肝、脾、肺、腎。六腑者：膽、胃、大腸、小腸、三焦、膀胱。五官者：目為肝竅，鼻為肺竅，口為脾竅，舌為心竅，耳為腎竅。

四肢皆以筋為聯絡，筋始於爪甲，聚於肘膝，裹結於頭面。其動而活潑者為氣，所以練筋必先練氣。氣行脈外，血行脈中，血狀如水，百脈狀如百川。血的循環，氣的運行，均發於心。日夜十二時辰，周流十二經絡，瞬息潮血來回，百脈震動。肝主筋而藏血，臟腑經絡之血，皆由肝升運，練功習技者必當保護。

（二）養氣與練氣

1.養氣

養氣不離性，練氣不離命，欲要養氣保命，須使心意不動。心為君火，動為象火，心火不動，象火不生，氣念自平。無念神自清，清者心意定。

歌訣：

一念動時皆是火，萬緣寂靜方生眞。

常使氣通關節敏，自然精滿眞神存。

2.練氣

練氣與養氣，雖然同出一源，但有虛實動靜、有形無形

之別。養氣之學以道為歸，以集意為宗法；練氣之學以運使為效，以吞吐為功，以柔而剛為主旨，以剛而柔為極致。其妙用則為時剛時柔、半剛半柔、剛柔相濟、遇虛則實、遇實則虛、柔退剛進、左剛右柔、左柔右剛、互相交替、虛實兼用、剛柔相濟，此乃練氣之秘要矣。

古代哲學家老子練氣以養性經驗告訴後人曰：軒轅練神化氣以樂為道，達摩參禪靜坐生易筋、洗髓之法等，均為練氣養性延壽之道。古今天下各朝大儒、金剛豪傑、名人志士無不練氣養性及習此技者。尤其是儒、道、佛三教九流之中習氣功者，其精者多，其技法百奇，各有所長，但都不出養性、延壽之範矣。

少林派練氣功諸輩之師，都以運使為先，以長吞短吐為功，以川流不息為主旨，以氣靜虛為極致。前為食出入之道路，後為腎氣升降之途徑。以後天補先天之本，即周天之轉輪。周天之學，初學時，要吞入清氣，直入氣海，由氣海透過尾閭，旋於腰間，然後上升督脈而至丸宮，仍歸鼻間。以舌接引腎氣而下，則小腹充實，漸漸輸入丹田。此為周天之要義。

（三）運氣與用氣

氣，即呼吸。運氣和用氣，也就是調整呼吸。道家謂「導引吐納」；釋家謂「練氣行功」；儒家謂「養浩然之氣」。用氣有口吞、鼻吞之別，拳譜上稱為文火、武火。鼻吞為文，口吞為武。少林派主張以鼻吞氣。

具體練法：每日清晨，面向太陽，站立樁步，目視垂簾，意守丹田，用鼻吸氣。運氣下行，下至腳心，上至頭

頂。手的出入，足的進退，身的旋轉，起落開合，練成一體。習之純熟，則三節明，四梢齊，五行閉，身法活，手足法之連。明眼位，分把頭，視其遠近，隨其老嫩，彼來我來，彼去我去，接取呼吸，一動即是。但要注意，運氣貴於緩，用氣貴於急，送去必用呼，接來必用吸。身要滾而動，手要滾而出，拳打不見形，要在疾中疾，此中玄妙理，只在一呼吸。

歌訣一：

　　　天地清淑氣得來，何保元精花迎旭。

　　　日日吸氣歸丹田，功純日久妙自得。

歌訣二：

　　　氣出丹田手撩陰，氣提手起緊附身。

　　　至口翻手隨氣發，氣回手握步即存。

31

（四）氣與力

氣走於經絡筋脈，力出於血肉皮骨。外壯皮骨為形，內壯筋脈為象。氣血功於內壯，血氣功於外壯。只有明白氣血二字，方能自知氣力的由來，自然知用力行氣之各異。概括一句話：「氣在先行，力在後隨，丹田盛而氣力足，此為不移之定理。」

歌訣：

　　　練到骨節靈通處，周身龍虎任橫行。

　　　掌心力從掌心發，一指霹靂萬人驚。

（五）血分與氣分

人身左為血分，右為氣分。血分屬陰，氣分屬陽。血分

走得慢，氣分走得快，所以，要先左後右，先運動血分的氣脈，使其在時間和速度上與氣分配合起來，以調整陰陽氣血的平衡。

（六）氣功的呼吸法

氣功有六種呼吸方法，也就是氣功由淺入深的六個階段。

第一階段為自然呼吸

吸氣時嘴稍張開，上下牙齒微微相合，舌尖抵住上腭，隨著用鼻吸氣，腹部要凸起。呼氣時，嘴要閉住，舌尖抵上腭，隨著呼氣，腹部要收縮。練習的時間，每天最少半小時。

以下各階段都是每天半個小時，效果是力量增加，精神振作，肺活量加大。

第二階段為陰陽循環（小周天）

什麼叫陰陽循環呢？按氣功的說法，人體的前面屬陰，後面屬陽，小周天就是指氣在上身循環周轉。陰陽循環的呼吸方法是吸氣時腹部收縮，呼氣時腹部凸起，所以，又稱反式呼吸。呼吸還是用鼻，而且用意念引導氣循環於上體，即以意領氣。呼氣時要意識到氣由頭頂經胸部而下降到丹田，吸氣時要注意到氣由丹田經尾椎、脊椎而達頭頂。吸氣時要提肛。如果是站勢，吸氣時腳趾要抓地，這都是為了使氣上提。練習的時間為 90 天。有治療肺病、腸胃病、心臟病、氣喘及高血壓的功效。

第三階段為陰陽循環（大周天）

大周天就是把氣擴展到下身。因為有了前兩個階段的基

礎，把氣已經練得深長了，所以，氣的循環可以擴展到全身。呼氣用口，吸氣用鼻。呼氣時腹部凸起，吸氣時腹部收縮。呼氣時要意識到氣由頭頂經丹田下沉到湧泉（即腳心）。吸氣時要意識到氣由湧泉經尾椎、脊椎、頸項而上達頭頂。吸氣時要提肛。如果是站勢，腳趾要抓地。此功練半年，效果同第二階段，並能健全神經系統。

第四階段為調息，也叫自然呼吸

好像又回到第一階段的自然呼吸，腹部的凸縮同第一階段，但要比第一階段呼吸深長得多。為什麼要安排第四階段的自然呼吸？這是為了使內部器官得到平衡發展，不致出現偏差。歷程是 60 天，效果同前兩個階段，能使內部器官平衡發展，並能治療消化、呼吸器官的病症。

第五階段為喉頭呼吸，也叫加強深呼吸

為什麼叫喉頭呼吸呢？因為喉部要盡量張開，喉部張開，可以加強、加深呼吸。這一階段腹部的凸縮同第二、三階段，也要運氣於全身。此段時間為 90 天，效果是使內臟得到鍛鍊。

第六階段為內呼吸

為什麼叫內呼吸呢？就是呼吸時毫無聲息。按照氣功老前輩的說法，叫真息，也稱胎息，就是說像胎兒在母體內的呼吸。胎兒在母體的呼吸不是用口鼻，而是用肚臍。進行內呼吸時自己好像是用鼻在呼吸，可是又感覺不到，實際上，是在用肚臍進行胎息，練先天之氣。吸氣時要意識到氣由湧泉提到尾椎、再至脊椎而達頭頂百會。呼氣時氣由頭頂百會經丹田、會陰而至湧泉。

此階段需練習時間為 300 天。效果是氣功的功夫更深，

能隨時隨地應用氣功，以祛病延年。

（七）領氣要領

什麼叫領氣？領氣就是以意識導氣。如果肝臟有病，就需要引導氣到肝臟去。微微點動局部，同時配合氣功的呼吸，就可以使氣到來。目視法也是良好的方法。如想叫氣上升到大腦，眼睛向上翻；想叫氣到腳上，眼睛向下看。

（八）經絡與氣功

據中國醫學理論，經絡是人體組織結構的重要部分，與練氣功有著十分密切的關係。它還是人體氣血、津液和新陳代謝的主要通道，是聯絡人體各部進行正常生理功能活動的樞紐，可以溝通表裡、上下、內外。經絡分十二正經和奇經八脈。

十二正經：手太陰肺經、手厥陰心包經、手少陰心經、手陽明大腸經、手少陽三焦經、手太陽小腸經、足太陰脾經、足厥陰肝經、足少陰腎經、足陽明胃經、足少陽膽經、足太陽膀胱經。

奇經八脈：任脈、督脈、沖脈、帶脈、陰蹻脈、陽蹻脈、陰維脈、陽維脈。

在練氣功時，氣在意的指揮下，使氣通過經絡的十二條經脈，達到運氣或用氣的目的，這種短暫的過程就是氣功所說的大周天運行法。使氣通過任、督二脈的功法叫小周天運行法。大周天和小周天兩種功法都是意領元氣達聚丹田。以意把氣由丹田循經絡而運行至全身的功法叫丹田運行功法。因此，凡學練氣功者都必須首先了解並弄通人體的經絡功

能、經絡與氣功的密切關係。

（九）氣功與治病

少林氣功同別家氣功一樣，如研練日久，可以固人體之衛氣，調達宗氣，充實元氣。「氣為血之帥，血為氣之母」。氣盈血壯，來去調達，故可調整人體的新陳代謝，保持陰陽平衡，促進人體生理機能正常運行。根據寺院老僧醫和氣功先師的經驗，認真練氣功可以治療頭痛、眩暈、不寐、多夢、健忘、耳鳴、耳聾、咳嗽、哮喘、痞塊、胸悶、肚痛、溏瀉、便結、遺尿、遺精、不思飲食、雙目昏花、心慌、黃疸、面黃肌瘦等症。

（十）幾種疾病的氣功療法

1.肺病（肺結核）

練氣功對於醫治肺結核療效較好。患者要針對自己體質的強弱和病情、症狀，選擇適當的方法，認真演練。

潮熱盜汗者：可練易筋經，每日早晚各練一次，並結合按摩或自我點按肺俞、合谷、肝俞、脾俞、足三里、後谿等穴，施以補法。日行一次，7日為一個療程，停3日，再進行第二個療程，行5～7個療程。

食慾不振、氣血雙虛者：可練八段錦，每日行功一次。也可用指點按足三里、胃倉、中脘、膏肓、內關、膈俞等穴，施以補法。每兩日施術一次，持續1～3個月。再注意飲食調節，加強營養。取「少林嵩參膏」長期服用，效果更佳。

2.神經衰弱

可以演練易筋經十二式，每日早晚各行功一次，再配合指點太陽、百會、三里、風池、神門、中脘等穴，施以瀉法。7次為一個療程，停3～5日，再施第二個療程，連續施術5～7個療程，可望痊癒。

3.肝陽上亢（高血壓）

可以練十段功和八段錦。每天早上練八段錦，晚上入睡前練十段功中「回回指路」一段。每日演練，堅持1～3年。嚴禁吸煙、飲酒和進行劇烈活動。

4.心臟病

以練靜禪功最為合適。一般可練插花式。體弱者可練臥禪功，還要適當加練八段錦、易筋經等柔功。長期練功，堅持不懈。

5.慢性肝病

可以練易筋經和十段錦，兩者交替行功。當食慾增加、肝區毫無疼痛之感時，可以加練入門第一段功。三種功法交替練習，效果更佳。

6.慢性胃病

可早練易筋經，晚練十段功，堅持1～3年再配合中西醫療，可望治癒。

第二章
少林內氣功

▶▶▶▶▶▶▶▶▶▶▶▶▶▶▶▶▶▶▶▶▶▶▶▶▶▶▶▶▶

第一節 少林靜禪功

有坐禪法 分端坐勢、單盤勢、雙盤勢、插花勢、站禪法和臥禪法等。

一、端坐勢

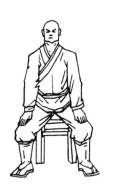

端坐勢即端坐凳或椅上，膝關節屈成 90°，全腳掌著地，兩手自然放在兩大腿上，上身端正，兩眼微閉，目視鼻尖，舌頂上腭，意守丹田（圖1）。

初學者一次或先練 30 分鐘，以後逐漸增至 1 小時。

圖1

歌訣：

　　端坐禪椅胸挺直，臂垂掌附膝上跡。

　　屈膝足掌輕著地，閉口微合雙眼目。

　　舌頂上腭視鼻尖，意守丹田勿轉移。

二、單盤勢

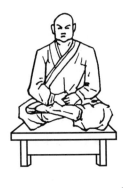

單盤勢即盤腿坐於墊盤或較寬的
木板或木床上，左腳放在右腿膝關節
上面，腳心向右，腳尖向前；右腳放
在左腿膝節上，足心向左，身胸挺
直，兩掌在腹前平臍相疊，右掌在
上，左掌在下；兩掌心均向上，拇指
外展，其餘四指併攏，如端彌陀印；

圖2

上身端正，兩眼微閉，目視鼻尖，自然閉口，舌抵上腭，用
鼻呼吸，意守丹田（圖2）。

初練，每次半小時，以後逐漸增至兩小時。

歌訣：

> 沙彌學法坐禪床，直腰端坐挺胸膛。
> 單盤腿法踝附膝，垂臂環扣彌陀掌。
> 沉手如就陀佛印，合口眯視鼻尖上。
> 舌抵上腭守丹田，華日一周三炷香。

三、雙盤勢

雙盤勢即坐在墊盤或較寬的木具上，兩腿屈膝相盤，先
將右腳外踝放在左膝上，再將左腳外踝放在右膝上，兩腿交
叉，挺身而坐；上身端正，兩眼微閉，留一小縫，目視鼻
尖，自然閉口，舌抵上腭，腰部放鬆，兩手按在兩大腿根部
（圖3）。

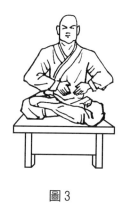

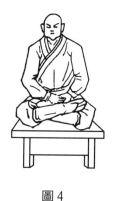

圖3　　　　　　　　　　　　圖4

39

久練之後，兩手可改為腹前平臍相疊，如懷彌陀印。

歌訣：

　　單盤禪法三春秋，改習雙盤亦不愁。
　　兩足插盤坐椅上，微視鼻尖須合口。
　　純思田池抵上腭，丹田發氣丹田收。
　　精華日月一周旬，童子功法即開頭。

四、插花勢

插花勢即兩腿交叉盤坐於蒲盤或較寬的木具上，腳尖向前，上身端正；兩手在腹前平叉相疊，如端彌陀印；兩眼微閉，目視鼻尖，自然閉口，舌抵上腭，用鼻呼吸（圖4）。

每次練半小時左右。此練法容易掌握，知者較多。

歌訣：

　　插花禪坐在自如，兩腿交盤位如席。
　　挺胸意守丹田穴，舌抵上腭迷眼神。

凝視鼻尖抱陀印，鋼弦鬆解百格適。
插花優在易掌握，沙彌入規法不遲。

五、站禪法

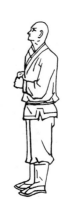

圖5

站禪法即兩腳開立，與肩同寬，腳尖稍向
裡扣；兩臂抬起，與肩同高，五指自然分開，
兩掌心相對，距一尺左右，形如抱球；然後兩
手同時緩緩下行，落於下腹，兩手中指相接，
掌心向裡；身體保持端正，兩眼微閉，目視鼻
尖，意守丹田（圖5）。

歌訣：

站禪宜在殿簷下，朝夕習之可得法。
兩足開立同肩寬，垂臂屈肘下腹前。
掌心相合如抱球，緩緩下行雙手搭。
閉口眯視鼻尖下，胸挺如筆恆法把。

六、臥禪法

（一）仰臥禪法

仰臥即仰臥於床上，兩腿自然伸直，兩腳尖外撇；兩手
心向下，平放於兩腿外側，五指稍屈；兩眼微閉，目視鼻
尖，自然開口，舌抵上腭，用鼻呼吸，意守丹田（圖6）。

歌訣：

緩臥緩伸足手當，合口眯目鬆弦綱。
意守丹田刻入寢，日月循周疾復康。

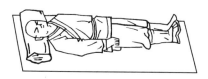

圖 6

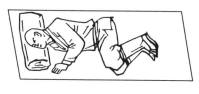

圖 7

（二）側臥勢

側臥即身體向右，側臥於床上，兩腿前屈，大腿與上身成鈍角，右腿著床，左腿放右腿上，稍向前提；兩掌放身前，右掌心向上，左掌心向下著床；頭稍向前鈎，形似螳螂；兩眼微閉，目視鼻尖，自然開口，舌抵上腭，用鼻呼吸，意守丹田（圖7）。

此法容易掌握，每次練功半小時，對治療心臟病和神經系統疾患有顯著效果。

歌訣：

側身著床形螳螂，臂垂環肘插附掌。

右側向上舒肝庫，頭向前鈎臂稍扛。

抵腭閉口眯視詳，片刻入眠八炷香。

第二節　少林靜功十段

　　靜功十段又名十段功，是內功的站禪功夫之一。其特點是靜純、放鬆、施意。久習可施意祛疾，甚至可以以意制人。其法是尋找安靜之處，兩足成八字，併步站立；兩臂屈肘，兩掌環疊，五指併攏，掌心向上，附於臍下一寸處；胸部挺直，兩眼微閉，視於鼻尖，用鼻呼吸，舌抵上腭，意守丹田。行功前先運氣三周，再靜施十段功法。

歌訣：

　　　　沙門靜功十段秘，奧在靜鬆與施意。

　　　　天地人三歧分毫，難成功就妄磨志。

　　　　依法習功恆至終，亦有眞機概入裡。

　　　　十段功夫不自迷，少林先師功著史。

　　《少林拳法精義》云：凡練靜功十段法者，每日早晨先內服「通靈丸」64 粒，片刻待藥脾化時，以鼻吸氣，注所行功處，以意領氣，意走骨髓，切不可施功，若行力者則與動功無異。練十段功者，每段數息，漸漸增加，可燃香計時，每段一寸香，加至二寸香為至。日行三遍，功畢則行打洗神通，暇則自行觀心、洗心諸法，十月功成。

第一段　韋馱捧杵

　　注想尾閭上第二節，氣從背上起，直通至指端。

第二段　獨立金剛

　　注想項後，以意領氣，氣從足心起，到兩肘梢，繞膻中經印堂通頭頂，下行到手，再歸丹田。

第三段　降龍

注想項後風府穴，以意領氣，從腹起，上到單手，然後單手緩緩下放，氣歸丹田。

第四段　伏虎

注想風府穴，以意施氣，起於背，行至前肩，再由臂到兩手，然後收氣歸丹田，反覆施之。

第五段　天地薑

注想尾閭之前、腎囊之中，以意領氣，從湧泉穴起，直通周身，行至百會穴，再放臂下行，經胸中線，下沉丹田。

第六段　虎坐

注想臍前任脈穴，以意領氣，注貫全身，先經胸中線向上直達百會穴，後沉會陰，注兩足達湧泉穴，然後收氣歸丹田。

43

第七段　龍吞

注想天靈蓋，以意領氣，從足跟起，經前中線直上頂巔，然後沉氣經膻中穴，下歸丹田。

第八段　御風渡江

注想臍後，以意領氣，從背上起，經脊中線直通頂上，達強間穴，繞百會，經膻中穴，下歸丹田。

第九段　回回指路

注想命門腰間，以意領氣，從背中下經命門穴，岔繞環跳到陽陵穴，再達腳底湧泉，循路返上，經後正中線繞百會下行膻中，緩注丹田。

第十段　觀空

注想指圈空處，以意領氣，發行通身，再收歸丹田。

第三節　少林氣功古驗秘抄

一、納氣分路法

　　氣，就是呼吸。納，收入其內為納。分，分明其氣，不使顛倒混亂。路，就是道路。一吸一呼各有其路，不能不遵。法，就是規矩。如身的束縱、步的存進、手的出入，或進或退，或起或落，皆當一氣貫注。接取宜於納之吸中，一吸即得。送去宜於納之呼中，一呼無失。接取瞬間，勝敗已定，萬萬不可混施。

　　古今練拳習技者，首先要知道人身氣的由來，然後懂得練氣行功和如何納氣分路，方可練就一身功夫。

44

二、呼吸動靜法

　　古拳譜載：呼吸者，氣也，動靜者，心也。心一動而氣一吸，則無力而勢虛矣；心一動而氣一呼，則有力而勢實矣。然靜要專一，動要精神，吸必緊急，呼必怒發。心為元帥，氣為先行，目為旌旗。目若恍惚，指示不明，則動靜失宜。呼吸倒置，陣必失矣。習此藝者，先要講明眼位，視而不至恍惚，則目之所注，志必至之；志之所至，氣必隨之。心一動而百體從令，振其精神，揚其武威，動靜者此之說也。身之起落、步之進退、手之出入等。法活而氣煉，來速而氣疾，不戰則已，戰則必勝矣。

歌訣：

心動吸氣則無力，無力勢虛力不全。

心動一呼則有力，有力勢實則力滿。

心為人體帥，氣為先行官。

眼為旌旗標，恍惚失向盤。失觀對方勢，動靜辨別難。

呼吸若雜亂，交戰必敗轉。因此重眼位，習武重在眼。

銳目盯敵勢，志力隨目轉。心動令百節，精力充肺源。

全身是虎勁，威武震河山。

呼吸動作要協調，接取納氣歸一團。

身步起落貫一氣，進退出手活如猿。

來去風速如閃電，百戰百勝樂開顏。

三、內壯論

內與外對，壯與衰對。壯與衰較，壯可羨也。內與外較，外可略也。蓋內壯言道，外壯言勇，道入聖階，勇僅俗務，懸霄壤矣。凡練內壯，其則有三。一曰守中，此功之要，在於積氣下手之法，妙於用揉。凡揉之時，手掌著處之下胸腹之間，即名曰中。惟此中處，乃積氣之地，必須守之。宜含其光明，凝其耳韻，勻其鼻息，緘其口氣。四肢不動，一意冥心存想中處，先存後忘，漸至泊然不動，斯為合式。蓋揉在子斯，守即在子斯。則一身之精氣與神俱注積之，久久自成無量功力。或雜念紛紜，馳情外境，神氣隨之

而不凝注，虛所揉矣。一曰萬勿他及。人身之中，精血神氣非能自主，悉聽子意。意行則行，意止則止。守中之時，一意掌下，方為能守。或移念一掌之外，或馳意於各肢體，則所注精氣隨即走馳於各肢體，便成外壯，而非內壯，虛所揉矣。一曰持其充周。揉功合法，氣既漸積矣。精神附於守而不外馳，氣蘊於中而不溢，直至真積力久，日月已足，效驗即形。然後引達自然，節節堅壯。若未充周，而輒散於四肢，則四肢不固，外勇亦不全矣。

四、凝神氣穴

功滿周天日數，督任俱充，先行下部功法。自後早間內功，當易歸根復命為凝神入氣穴矣。蓋歸根復命，是順其氣而使之充積，以濟內壯之源。此則提其氣而使之逆運，以神充內壯之用。順則氣滿，逆則神充，一順一逆，有體有用，方為真正堅固。此際始行者，督任將通，方可施功也。訣曰：一吸便提，息息歸臍；一提便咽，水水相見。

其法，仍於黎明時，趺坐至念咒，悉如歸根復命，注想臍輪之後、腎堂之前、黃庭之下、關元之間、氣穴之中，為下丹田。調勻呼吸，鼻吸清氣一口，直入其中，復下至會陰，轉抵尾閭。即用氣一提，如忍大便之狀，提上腰脊，上背脊，由頸直上泥丸。從頂而轉下至山根，入玉池，口內生津，即連津咽入上丹田；並上丹田氣又一咽，入中丹田；併中丹田氣又一咽，送入下丹田，是謂一次。又調呼吸又咽，如此二十七次畢。仍行法輪自轉，然後起身。關元穴在臍下一寸三分。腎主納氣，故為氣穴。玉池舌底生津處也。此法

抑命府心火入於氣穴，故曰水火相見也。經云「久視下田，則命長生」者，此也。

五、下部行功論

功行三百餘日，督任二脈積氣俱充，乃可行下部功法，令其貫通。蓋人在母胎之時，二脈本通，出胎以後，飲食滯氣物，欲滯神虛靈有障，遂隔其前後通行之路。督脈自上牙齦上項，由項後行脊下至尾閭；任脈自承漿下胸行腹，下至會陰。脈雖貫而氣不相通。今行下部之功，則氣至可以相接而交旋也。此段功法，在於兩處，其目的有十。兩處者，一在睪丸，一在玉莖。在睪丸者，曰攢、曰挣、曰搓、曰撫；在玉莖者，曰捽、曰握、曰束。二處同者，曰咽、曰洗。凡攢、挣、搓、撫、捽、握、束七法，挣則努氣注於睪丸，餘皆用手依次行功，周而復始，自輕至重，自鬆至緊，不計遍數，仍準一時，每日三次。咽則將行功之時，鼻吸清氣一口，以意咽下，送至胸；又吸又咽並送至腹；又吸又咽並送至下部行功處。咽三十六口，然後行功握之法，必用力努至於項，方能得力。洗者，洗以藥水；束者，洗畢用軟帛束莖根，寬緊適宜，取其常伸不屈。此功百日，督任可通矣。功足氣堅，雖曰隱處，亦不畏椎梃也。

六、氣功闡微

柔術之派別習尚甚繁，而要以氣功為始終之則，神功為造詣之精。究其極致所歸，終以摻貫禪機，超脫於生死恐怖

之域，而後大敵當前，槍戟在後，心不為之動搖，氣始可以
壯往。此所謂泰山倒吾側，東海傾吾右，心君本泰然，處之
若平素也。雖然是，先易言哉。每見沉心求道之士，平日養
氣之言不離於口，靜悟之旨懷之在心，一旦臨以稍可駭愕之
事，則面目改觀，手足失措，神魂搖蕩失舍。如是而求能靜
以禦敵，戞乎其難。其高尚者且若是，至於浮動輕躁者，其
心氣之易搖易亂，幾成固有性質。故試舉目而望，氣功之微
妙變化，空谷中幾無跫然嗣響之音。此吾道之所以曰衰也。

氣功之說有二，一養氣，一練氣。養氣而後氣不動，氣
不動而後神清，神清而後操縱進退得其宜，如是始可言中制
敵之方。顧養氣之學，乃聖學之緊要關鍵，非僅邀爾柔術所
能範圍。不過柔術之功用，多在於取敵制勝之中，故於養氣
為尤不可緩也。

練氣與養氣雖同出於一氣之源，但有虛實動靜及有形無
形之別。養氣之學以道為歸，以集意為宗法。練氣之學以運
使為效，以呼吸為功，以柔而剛為主旨，以剛而柔為極致。
及其妙用，則時剛時柔，半剛半柔，遇虛則柔，臨實則剛，
柔退而剛進，剛左而柔右，此所謂剛柔相濟，虛實同進者
也。

以上練氣之說，中有玄妙，不可思議。若泛觀之，幾如
贅語重疊，無關宏旨。詳加注釋，精微乃見，今釋之如下。

1. 運 使

既云練氣，則宜勤於運使。運使之法，以馬步為先（又
名站樁），以身之上下伸縮為次（如果腰腎堅強、起落靈
捷，將來練習拳法無腰酸腿顫之病），以足掌前後踏地能站
立於危狹之處而推挽不墜為效果。究其練成功時，雖足二寸

在懸崖，而堅立不能動搖也。足掌前後踏地須久練方能成，平常人之足掌則前後不相應，故一推挽即傾跌也。

以上乃練足之法。蓋尋常未經練習之人，氣多上浮，故上重而下輕。足，又虛踏而鮮實力，一經他人推挽則如無根之木，應手即去，此氣不練所致也。故運使之入手法門，即以馬步為第一招，練手先練樁。俗語云，未習打，先練樁（又名站樁），亦即此意。苟能於馬步熟練純習，則氣貫丹田，強若不倒之翁。而後一切柔術單行手法及宗門拳技，均可以日月漸進矣。

初練馬步時，如散懶之人忽騎乘終日，腰足腰腎極形酸痛，反覺其力比未練以前減退。此名為換力。凡從前之浮力虛氣必須全行改換。但到此不可畏難，宜猛勇以進，如初夜站二小時者，次夜加增數分，總以漸進無間為最要。又站時若覺腿酸難忍，可以稍事休息，其功效總以兩腿久站不痛、覺氣往丹田、足脛堅強為有得耳。

49

足既堅強矣，則練手焉。練手之法以運使腋力，令其氣由肩窩腋下運至指巔，如是而後，全身之力得以貫注於手。用力久則手足兩心相應，筋骨之血氣遂活潑凝聚，一任練者之施用而無礙也。

2.呼 吸

肺為氣之府，氣乃力之君。故言力者不能離氣，此古今一定之理。大凡肺強之人，其力必強，肺弱之人，厥力必弱。何則，其呼吸之力微也。北派柔術，數十年前，乃有專練習呼吸以增益其氣力者，成功之偉，頗可驚異。其初本為寡力之夫，因十年呼吸練習之功，有增其兩手之力，能舉七百斤以上者。南派則練運使之法多，練呼吸之法少，蓋以呼

吸之功雖能擴加血氣，時或不慎，反以傷身。後以慧猛師挈錫南來，傳授呼吸之妙訣，於是南派始有練習之者。未幾，斯術大行，逐於運使之時，兼習呼吸，而南派柔術，因以一變。茲將慧猛師之口傳秘訣記之如下。

呼吸有四忌：

①忌初進時太猛。初時以呼吸四十九度為定，後乃緩緩增加，但不可以一次呼吸至百度以外。

②忌塵煙污染之地。宜於清晨或曠寂幽靜之所行之。晚間練習宜在庭戶外，不可緊閉一室中。

③忌呼吸時以口出氣。初呼吸，不妨稍以口吐出肺胃之惡氣，以三度為止。而後之呼吸，須使氣從鼻孔出入，方免污氣侵襲肺部之害。又呼吸時，宜用力一氣到底。而後肺之漲縮，得以盡吐舊納新之用，而是氣力以生。

④忌呼吸時胡亂思想。凡人身之血氣，行於虛而滯於實，如思想散弛，則氣必凝結障害，久之則成氣痞之病，學者不可不慎焉。

以上四忌，須謹慎避之，自無後患。迨至成功時，則周身之筋脈靈活，骨肉堅實。血氣之行動，可以隨呼吸以為貫注，如欲運氣於指尖，臂膊及胸肋腰腎之間，意之所動，氣即赴之。稍與人搏，則手足到處，傷及膚理，不可救療，氣之功用神矣哉。

洪惠禪師曰：呼吸之功，可以使氣貫周身，故有鼓氣胸肋腹首等處，令人用堅木鐵棍猛擊而不覺其痛苦者，由於氣之鼓注包羅故也。但有一處為氣之所不能到者，即面部之兩額是也。擊他部雖不痛，惟此部卻相反耳。

呼吸之術，當時北派最盛，而西江河南兩派則以長呼短

吸為不傳之秘法。河南派則名此為丹田提氣術，西江派則名
之為提桶子勁（勁即氣力之俗稱也）。究之名雖異，而實則
無甚差別。其法直身兩足平立，先呼出污氣三口；然後屈
腰，以兩手直下；而後握固提上，其意以為攜千斤者然，使
氣貫注丹田臂指間；迨腰直時，急將手左右次第向前沖出，
而氣即隨手而出，不可遲緩。惟手沖出時，須發聲喊放，方
免意外之病。以此為範，則手或向上沖，或左右手分提（仍
須屈腰與前同），總以氣血能貫注疏通為要。又向上沖時，
覺得氣滿腋肋之間；左右分提時，仍伸指出，而握拳歸，儼
如千萬斤在手，則丹田之氣，不期貫而自貫矣。但提氣時，
須漸漸而進，有恆不斷。為成功之效果，學者須靜心求之，
勿視為小道野術也。

3.剛　柔

　　柔術雖小道，精而言之，亦如佛家有上中下三乘之別。
三乘為何？即剛柔變化二者而已。其宗派法門千差萬異，雖
各有其專家獨造之功，而剛柔變化之深淺，即上中下所由判
焉。上乘者，運柔而成剛，乃其至也，不剛不柔，亦柔亦
剛，如猝然臨敵，隨機而動，變化無方。指似柔也，遇之剛
若金錐；身似呆也，變之則捷若猿兔。敵之遇此，其受傷也
不知其何以傷；其傾跌也不知其何以傾跌。神龍夭矯，莫測
端倪，此技之神者矣。但柔而剛一段功夫，非朝夕所能奏
效，此上乘中技術也。

　　所謂中乘者何？即別於上乘之謂也。其故學者初學步
時，走入旁門，未蒙名師之傳授指點，流於強使氣力，剛柔
無相濟互用之效。或用藥力或猛力等，強練手掌臂腿之專技
不辭痛楚，朝夕沖搗蠻習，遂致周身一部分之筋肉氣血由活

動而變為堅凝死壞，致受他種之病害。其與人搏，尋常人睹其形狀，則或生畏懼之心而不敢與較，若遇上乘名家則以柔術克之，雖剛亦何所用。俗諺云：泰山雖重，其如壓不著我何？此剛多柔少之所以非上乘也。

術以柔為貴。至於走使氣力，蠻野粗劣，出手不知師法，動步全無楷則，既昧於呼吸運使之精，復不解剛柔虛實之妙，乃以兩臂血氣之力，習於一拳半腿之方，遂自命個中專家，此下乘之拳技，不得混以柔術稱之，學者所宜明辨也。

中乘之術，不過偏於剛多柔少之弊，然尚有師法派流，變而求之，不難超入上乘之境界。惟下乘者，無名師益友之指授，日從於插沙（鄙鄉之拳師教人，用木桶盛沙，每日以手指頻頻插之，使指尖硬於鐵石），打樁（即用圓木一段釘入地中，每日朝夕用足左右打之，初淺而次第加深，如能打翻入地二三之樁，則足力已強，所擊遇之必折傷，乃拳師敦人練習足力之法，當時潮州、嘉興、肇慶等處多愛習之），拔釘（敲釘於板壁中，每日用手指拔之，能拔出最深之釘為功效，如與人鬥，指力到處，皮膚為之破裂），磨掌（磨掌之法，每日將掌邊向桌緣幾側等處頻頻擦磨，至皮外老堅凝時，再以沙石勤擦並以桐油等物塗之，總以掌緣堅皮高起、剛硬如鐵為止，故人遇其掌斫落，無異金石之器也）之事。究其所到，不過與全未練習之人遇，則頗堪恐怖。如一旦逢柔術名家，鮮有不敗者矣。

從此觀之，以剛柔變化能達於極品者，為上乘；剛多柔少，謹守師法者，為中乘；至於一拳一技之微，有剛而無柔，專從事於血氣之私者，於斯為下矣。

第四節　內氣功新論

氣功是中國勞動人民數千年來，在長期、複雜、艱苦的生活實踐中發掘出來的無形的人體文化，為中華民族的繁榮昌盛和增強我國勞動人民的體質健康，起到了十分有益的作用。

氣功早見諸於中國醫學經典中，歷代中醫學家和廣大中醫藥工作者都十分重視氣功。中國醫學名著《內經》云：「氣為血之帥，血為氣之母。」這充分強調和說明氣與血的密切關係，並且詳細闡述了氣在整個人體活動和維持生命運動中都起到了主導作用。

人民群眾已廣泛地知道「氣是生命的源泉」。一個人少氣，中醫叫做「氣虛」，氣虛則會力弱，甚者感到困乏無力。無氣為斷氣，斷氣也叫停止呼吸，則亡命矣。

「氣」是人生的根本，氣不通，血則凝淤，血淤則作痛。總之，氣衰，體質弱，氣盛人則壯，有氣則有力，氣盛力則雄。因此，歷代武術家或武術之士都注重練氣，練氣者不僅可以健身，而且還可給人治病，所以才會出現氣功師、氣功理論、氣功專著等。

氣功是中國勞動人民長期同生產與疾病作鬥爭而逐漸形成的寶貴文化遺產。其中不少健身套路，如少林達摩易筋經、八段錦、五禽戲、六字訣、風擺柳、信游功、柔功等，都有明顯的健身價值，應該廣泛推廣。

但是，自古到今都有一少部分歪道邪人，利用氣功這個傳統項目故弄玄虛，把氣功說得神乎其神，到處招搖撞騙，

詐人錢財，甚則危害人命，給國家、社會和人民帶來危害，使人痛恨不已。

近年來，有些冒牌氣功大師利用氣功裝神弄鬼，鼓吹說氣功能三十里外制人、千里之外感覺等等，純屬無稽之談。更有罪大惡極者，把自己封為釋迦牟尼轉世，大張旗鼓地利用邪書、邪說毒害百姓，反對科學，以達到他騙人錢財、玩弄愚痴者的目的。

然而，21世紀的中國人民，在黨的改革開放英明政策的指引下，正走在通向繁榮富強的道路上，決不會再去相信任何邪道氣功及歪理邪說。作為一名氣功愛好者，一個正義的中國公民，利用本書出版之機會，倡議廣大氣功研習者和愛好者，要團結一致，在黨和政府的領導下，正確地對待我國傳統氣功，用科學的觀點、有利於人民的觀點去研究氣功，吸取精華，棄去糟粕，為繼承中國這門寶貴的文化遺產和增強人民體質而努力奮鬥。

第三章
少林太和氣功

>>

　　少林太和氣功，是唐末宋初的福湖禪師所創。他在公年898年皈依少林寺為僧，拜慧覺為師，師賜法名福湖。那時他年近三十，身上已有一定的武功。因路打不平，一拳擊斃知縣之子，怕吃官司，就隱居到少林寺，出家為僧。

　　他入寺後每天參禪習武，擅長氣功，如軟玄功、須彌功和打擂術等。又善練各種兵器、暗器，拳械兵戈，樣樣俱精。他還精修中醫，善用陰陽五行，結合人體臟腑十二經脈、氣血的運行等互理關係創出了太和氣功。

　　該功法共分四段，即仰臥十八法、禪坐十八法、高禪坐功十八法、站轉禪功十九法，共有七十三法，久練可以健壯體質，抗疫祛病，延年益壽。

歌訣曰：

　　太和功法湖公傳，陰陽五行臟腑緣。

　　善調神精並氣血，益臟安腑百節驗。

　　仰臥禪坐三六勢，高坐站轉功法連。

　　七十二式隨氣行，抗疫祛病壽延年。

第一節　仰臥十八法

預備勢

躺在床上仰臥，兩腿併攏伸直，兩臂自然伸展，兩掌五指併攏，貼近兩大腿外側，掌心向內，掌指向下，目視上方。

（一）迎風招展法

兩腿不變，仰臥躺平；兩掌慢慢向前、向上伸出，自然呼吸，掌心相對，掌指向上，意想百會穴，目視兩掌。此為第一法（圖1）。

（二）陳壇蘇醒法

兩腿不變，身體躺直；兩掌由上方慢慢向頭兩側伸展，使兩手繞胸環轉一周，當兩手下經下腹時，右手再環繞向上伸直，掌心向內，左手即下附左大腿外側，掌心向裡，兩目上視。意注勞宮（圖2）。

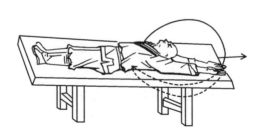

圖1

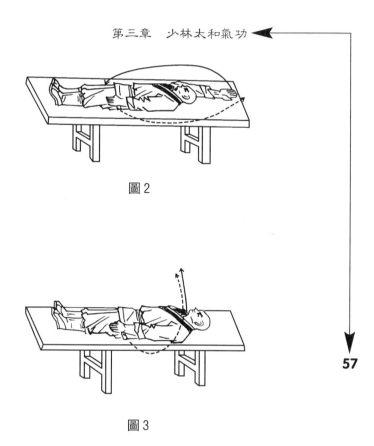

圖 2

圖 3

（三）右手單展旗法

兩腿原勢不變，身體躺直；左掌不動，右掌由上經前緩緩降落於右大腿外側，掌心向內，掌指向下，目視前方。意注膻中（圖3）。

（四）紫燕攏翅法

兩腿不變，身體臥平，兩掌經身前上下輪展交替，然後伸臂合掌，兩掌心向內，意注印堂，目視兩手（圖4）。

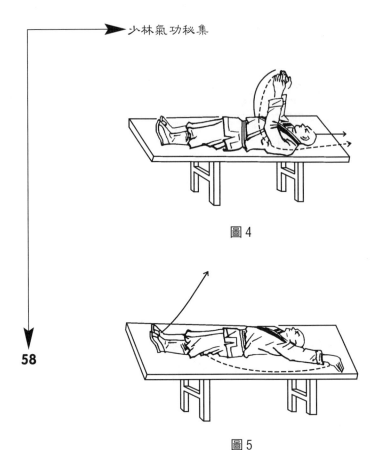

圖 4

圖 5

（五）左手單展旗法

接上動作。身軀臥平，兩手同時由胸前上環展，然後由上繞頭向下，附於右大腿外側，左手向上伸直，掌心向內，自然呼吸，意注左手勞宮穴，目視上方（圖5）。

（六）左一足蹬天法

左腿慢慢向上抬起伸直，右腿不動；同時，左掌經身前

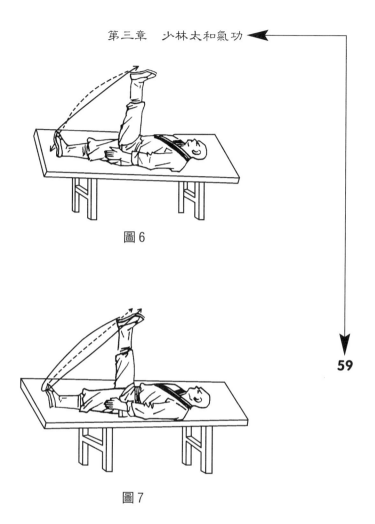

圖6

圖7

慢慢落於左大腿外側，掌心向內，掌指向下，目視前方。意注左湧泉穴（圖6）。

（七）右一足蹬天法

左腿慢慢向下低落著床伸直，右腿向上抬起，自然呼吸；兩掌不變，目視前方。意注右湧泉穴（圖7）。

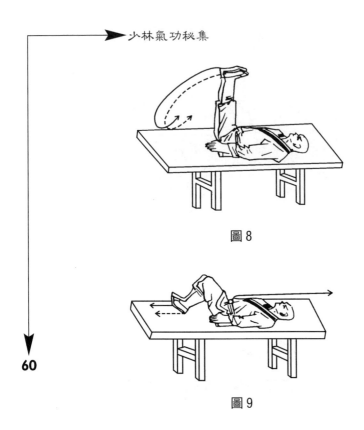

圖 8

圖 9

（八）兩足朝天法

右腿不落，左腿又緩緩抬起，與右腿併攏；兩掌原勢不變，目視前方。意注關元穴（圖 8）。

（九）大仙屈膝法

兩腳向後收縮，使兩膝弓起，平穩著床，足跟落在床板上，足尖挑起；兩掌不變，自然呼吸，目視前方。意注中極穴（圖 9）。

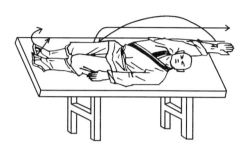

圖 10

（十）英雄左側臥法

　　兩腿緩緩伸直，仰臥，然後身體向左轉 90°，側臥，兩腿並排伸直；左臂靠於左下側，左手著床不變；右掌伸於頭右上側，掌心向前，掌指向上，目視前方。意注右臂曲池穴（圖 10）。

（十一）英雄右側臥法

　　身向右轉體 180°，側臥，兩腿並排伸直；右臂收回變拳，伸於右下身側，拳心向左，拳眼向前；左掌伸於頭上左側，掌心向前，掌指向上，目視前方。意注左臂曲池穴（圖 11）。

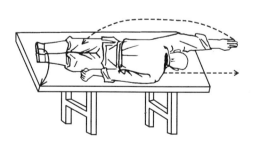

圖 11

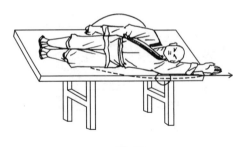

圖 12

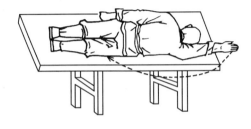

圖 13

（十二）英雄左定針法

身向左轉 180°，兩腿並排伸直；右拳伸於身右下側，拳心向內；左掌伸於頭左上側，掌心向前，掌指向上，目視前方。意注左合谷穴（圖 12）。

（十三）英雄右定針法

身向右轉 180°，兩腿並排伸直；右拳變掌，伸於頭右上側，掌心向前，掌指向上；左掌變拳，護於身左下側，拳心向前，目視前方。意注右手合谷穴（圖 13）。

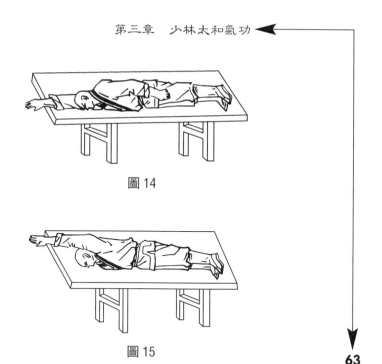

圖 14

圖 15

（十四）醉漢右撲地法

接上動作。體向左轉 90°，仰臥、稍調息，然後坐起，以臀部為軸，擺兩腿，使身軀向左轉 180°，再伸腿仰臥，躺平在床上，稍調呼吸，身軀向右轉 90°，側臥；同時，右手向上伸直，左手下垂，附於左大腿外側。意注右內關穴（圖 14）。

（十五）醉漢左撲地法

兩腿伸直不變；左臂伸直於頭左上側，掌心向前，掌指向上；右掌收回，附於右大腿外側，掌心向內，掌指向下，目視前方。意注左內關穴（圖 15）。

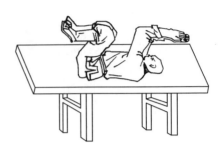

圖 16

（十六）金蟾曬腹法

全身以腰背中部為軸擺動兩腿，使身向左轉 90°；右掌向前上舉，左掌收回於前上方，兩掌心相對，掌指向上，拱於頭前上方；兩腿向上屈膝，目視前方。意注膝眼（圖16）。

（十七）左手腳輪行法

右腿伸直下落，左腿不變；同時，左掌向前上伸展，掌心向右，掌指向上；右掌向前下伸出，掌心向左，掌指向前，目視前方。意注右手大陵穴（圖17）。

（十八）右手腳輪行法

左腳伸直下落；右腿屈膝向前抬起，同時，右掌展於頭前方，掌心向右，掌指斜向前；左掌展於前下方，掌心向右，掌指斜向前，目視前方。意注左手大陵穴（圖18）。

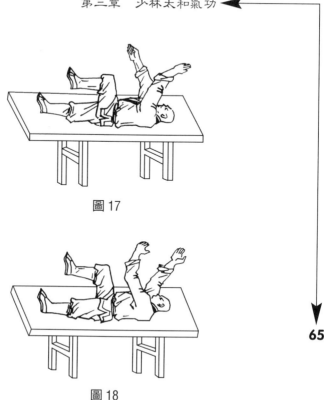

圖 17

圖 18

第二節　禪坐十八法

歌訣曰：

> 盤膝靜坐安心神，心主命關神主魂。
> 摻合五行靜中動，銳氣若發力亦雄。
> 四肢牽動百骸節，五臟六腑均益功。
> 身軀體復袪百疾，非禪非動妙無窮。

（一）大鵬展翅法

　　兩腿盤膝坐於板床上或地板上，左腳在外，右腳在內，也可以右腳在外，左腳在內，也用兩腳心朝上，也可以用兩腳心朝外，兩腳可以互放在腿上面，也可以互放在兩腿下面，也可一腿疊放在另一腿上，也可以雙盤式，也可以單盤式，也可以疊式盤坐，也可以自由盤坐，可任意選擇盤膝坐式；兩臂自然由兩側提起，兩掌高與肩平，掌心相對，掌指向上，目視前方。意注百會（圖19）。

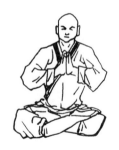

圖 19

（二）右大鵬展翅法

　　兩腿盤膝坐定，原式不變；右掌展於頭上右側，掌心向前，掌指向上；左掌展於左側下方，掌心向前，掌指向外。意注右手勞宮穴，目視前方（圖20）。

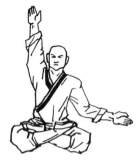

圖 20

（三）左大鵬展翅法

　　兩腿盤膝坐定，原式不變；左掌慢慢向上展開，掌心向前，掌指向

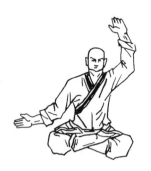

圖 21

上；右掌慢慢下落展於右下側，掌心向前，掌指向外。意注左手勞宮穴，目視前方（圖21）。

（四）三花聚頂法

兩腿盤膝坐定，原式不變；右掌在右下側漸漸向上舉起，與左掌共同在頭上方相附，兩掌心相對，掌指向上，目視前方。意注上星穴（圖22）。

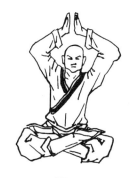

圖22

（五）羅漢開門法

兩腿盤膝坐定，原式不變；兩掌由上向兩側下方緩緩降落，再向內上環弧，然後兩手由內向外緩緩分開，使兩臂平展，兩掌心向前，掌指向外，目視前方。意注膻中穴（圖23）。

67

（六）五氣朝陽法

兩腿盤膝坐定，原式不變；兩掌由前胸兩側向前、向上往上環弧，屈肘變拳，護於兩耳外側，拳眼向下，目視前方。意注印堂穴（圖24）。

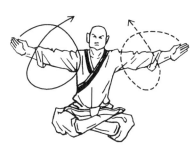

圖23

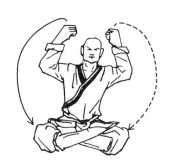

圖24

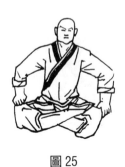

圖 25

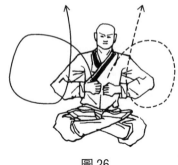

圖 26

（七）撩袍端帶法

兩腿盤膝坐定不變；兩掌由兩側緩緩向外下方降落，再屈肘向內按兩膝之上，拳心向後，目視前方。意注神厥穴（圖 25）。

（八）彌勒揉腹法

兩腿盤膝而坐，原式不變；兩拳由兩側向內環弧，屈肘降落於上腹部前正中，拳心向內，目視前方。意注中脘穴（圖 26）。

（九）青龍抖角法

兩腿盤膝而坐，原式不變；兩拳變掌，由身前向上、向外畫弧，然後慢慢向上伸掌，上穿於頭兩側上方，掌心向前，掌指向上，目視前方。意注眉心穴（圖 27）。

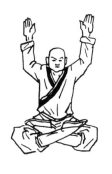

圖 27

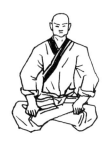

圖 28

（十）石沉大海法

兩腿盤膝坐定不變；兩掌由兩側上方慢慢向下降落，兩掌屈肘按於兩膝蓋內側，掌心向下，掌指斜向內前下方，同時輕輕吐氣，目視前方。意注曲骨穴（圖28）。

（十一）左天地混合法

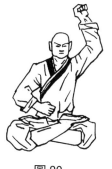

圖 29

兩腿盤膝坐定，原式不變；兩掌變拳，右拳向外上環弧，再向內下屈肘降落於右腹前下側，拳心向內，拳眼斜向上，左掌向外上舉起變拳，架於頭上左側，拳心斜向前，拳眼向右，目視前方。意注左手合谷穴（圖29）。

（十二）右天地混合法

兩腿盤膝而坐，原式不變；左拳慢慢向下降落，屈肘護於小腹左側，拳心向裡，拳眼向上；右拳在右側慢慢向上舉

69

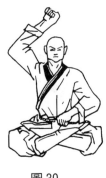

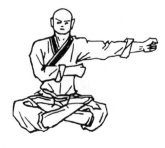

圖30

圖31

起，架於頭上右側，拳心斜向前，拳眼向左，目視前方。意注右手合谷穴（圖30）。

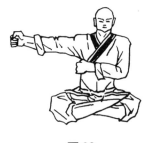

圖32

（十三）大仙左甩袖法

兩腿盤膝坐定不變；右拳慢慢向右下降落，屈肘向左沖出；左拳向左側緩緩甩擺，高與肩平，拳心向前，目視前方。意注左臂曲澤穴（圖31）。

（十四）大仙右甩袖法

兩腿盤膝而坐，原式不變；同時左拳由左向右側屈肘甩擺，護於右腋下，拳心向裡，右拳由左向右側甩擊，高與肩平，拳心向前，目視前方。意注右臂曲澤穴（圖32）。

（十五）大仙右斜臂法

兩腿雙盤膝式不變；右拳下落，與左拳環弧交會於胸前

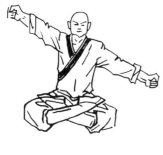

圖 33

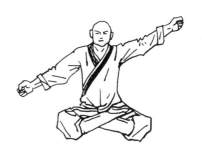

圖 34

然後向兩側斜展，右拳稍高於
肩，左拳稍低於肩，兩拳心向
前，目視前方。意注右手合谷
穴（圖 33）。

（十六）大仙左斜臂法

　　兩腿雙盤膝式不變；兩拳
由外向內環弧交會，然後再向

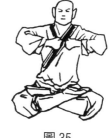

圖 35

兩側斜展，左拳稍高於肩，右拳稍低於肩。意注左手合谷穴
（圖 34）。

（十七）金剛護胸法

　　兩腿盤膝不變；兩拳由外側向內慢慢環弧交會，然後再
由外向內屈肘相附，拳心向內，拳眼向上，高與乳平，目視
前方。意注上脘（圖 35）。

（十八）羅漢護肩法

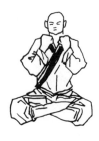

兩腿盤膝而坐，原式不變；兩拳由內向外經胸前畫弧，然後再向內屈肘降落於兩肩前，拳心向內，拳眼向外，目視前方。意注兩手掌背中心（圖36）。

圖36

第三節　高禪坐功十八法

歌訣：

太和秘功高禪坐，五行相依摻彌陀。

靜坐無念萬法寶，超然物外現金泊。

一旦靜中動一絲，四兩亦將千斤撥。

（一）中平高坐法

兩足分開，相距一尺二寸，坐在木板凳上，兩足著地，胸部挺直，兩臂微屈，兩拳附在兩膝蓋內側，拳心向裡，目視前方。意注兩膝眼穴（圖37）。

（二）將軍右傳令

坐在木板凳上，兩腳落地，兩足分開，相距一尺二寸，胸部挺直，兩拳變掌，右掌由右大腿內側外上環弧，然後再由內向上穿出，舉於頭上

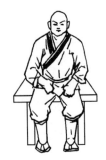

圖37

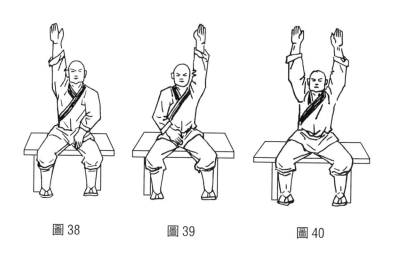

圖38　　　　　　圖39　　　　　　圖40

右側，掌心向前，掌指向上；左掌仍按左大腿不動，掌心向下，掌指斜向內，目視前方。意注右手掌心（圖38）。

（三）將軍左傳令

　　兩腳不動；右掌由前向下降落，按於右大腿上內側，掌心向下，掌指斜向內；左掌由右左側外上環弧，舉於頭上左側，掌心向前，掌指向上，右掌不變，目視前方。意注左手掌心（圖39）。

（四）舉火燒天法

　　兩腳原式不動，坐勢不變；右掌由右向外上側環弧，舉於右側上方，掌心向前，掌指向上，與左掌一樣，共同直舉上伸，目視前方。意注眉心（圖40）。

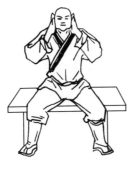

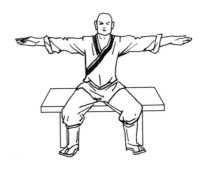

圖41　　　　　　　　圖42

74

（五）掩耳避雷法

兩腿式不動，坐立板凳不變，兩掌在頭上兩上側向下降落，屈肘按住兩耳外側，掌心向內，掌指向上，目視前方。意注耳宮穴（圖41）。

（六）白鶴亮翅法

兩腳原地不動，坐立板凳不變，兩掌由內向外向兩側平展伸開，掌心向前，掌指向外，目視前方。意注膻中穴（圖42）。

（七）九托千斤法

兩腳原地不動，坐立板凳不變，兩掌由兩側向下、向內、再向前環弧，然後屈肘向上，架護於頭上兩側，高過頭頂，掌心向前，掌指斜向上，目視前方。意注百會穴（圖43）。

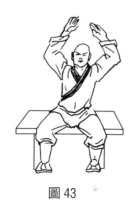

圖 43

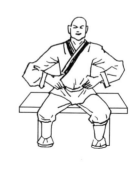

圖 44

（八）中平開花法

兩腳原地不動，坐勢不變；兩掌由頭上兩側向下緩緩落降，然後屈肘按於兩大腿上部，掌心向後，掌指斜向下，目視前方。意注神闕穴（圖 44）。

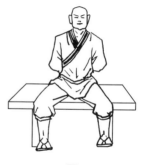

圖 45

75

（九）背後藏寶法

兩腳原地不動，坐勢不變；兩掌由兩大腿外上側向內上環弧，再向兩下側降落，屈肘按於身後腰背部，手指和掌心重按片刻，掌心向內，掌指向下，目視前方。意注脊中（圖 45）。

（十）童子拜佛法

兩腳原地不動，坐勢不變；兩掌由身後向前、再向上畫弧，然後向下屈肘，在胸前合掌，兩掌心相對，掌指向上，

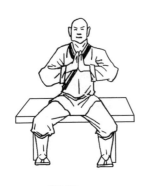

圖46

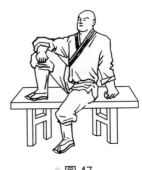

圖47

目視前方。意注上星穴（圖
46）。

（十一）關羽右斬將法

左腳尖內旋，體向右轉
90°，右腿屈膝上抬，平踏在
板凳上；兩掌變拳，右拳屈肘
落於右膝蓋上方，拳心向內，
拳眼向左；左拳落於左後下

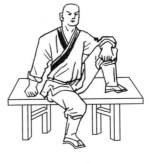

圖48

側，單拳撐在木板凳上，拳心向內，拳眼斜向左，目視左前
方。意注右膝血海穴（圖47）。

（十二）關羽左斬將法

兩腿變化，右腳由板凳收回下落著地，體向左轉180°，
左腿屈膝踏上板凳；左拳附按在左大腿內側，拳心向裡，拳
眼向右；右拳落於右後下側，單拳撐在板凳上，拳心向內，
拳眼斜向右，目視右前方。意注左膝血海穴（圖48）。

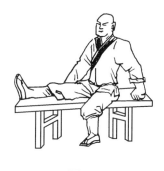

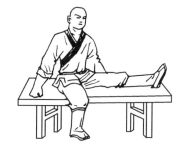

圖49   圖50

（十三）羅漢右打坐法

兩腿變化，左腳由板凳收回下落著地，體向右轉180°；右腳抬起，平踏在板凳上，右腿伸直，腳尖向上；右拳點落於右大腿外側，拳心向後，拳眼向左；左拳撐於左後下側，拳心向內，拳眼斜向左，目視左前方。意注右陽陵泉穴（圖49）。

（十四）羅漢左打坐法

兩腿變化，右腳收回下落著地，體向左轉180°；抬左腳落平踏在板凳上，左腿伸直，腳尖向上；左拳撐點於左大腿外側，拳心向後，拳眼向右；右拳落於右後側方，撐於板凳上，拳心向內，拳眼向右斜，目視右前方。意注左陽陵泉穴（圖50）。

（十五）鍾離左揮扇法

接上動作。收左腿下落著地，體向右轉180°；同時，兩拳變掌，在胸前畫弧，然後抬左手向左側後上擺掌，掌心

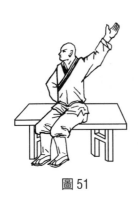

圖 51

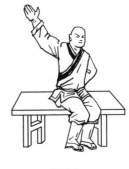

圖 52

78

斜向前；右手由前向後，背於身後，目視右側。意注左肩髃穴（圖 51）。

（十六）鍾離右揮扇法

接上動作。體向左轉 180°；同時收回左掌，放於身後，再抬右掌，由後向前環弧，然後再向右側後上方擺掌，使掌心斜向前，掌指斜向後，目視左側。意注右肩髃穴（圖52）。

（十七）大雁落山法

變兩腿為端坐馬步（兩足間距一尺三寸左右），胸部挺直；左手由後返前，與右手在胸前環弧，然後再由胸前上方向兩側斜下落臂，使兩臂成傘狀，目視前方。意注十爪（圖53）。

（十八）羅漢護心法

兩腿不動，坐勢不變；兩掌由兩側向上、向內屈肘變

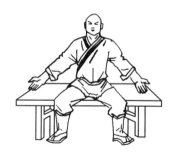

圖53

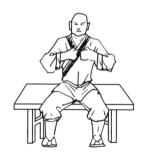

圖54

拳，落於胸前，高與乳平，拳心向裡，拳眼向上，目視前方。意注丹田（圖54）。

第四節　站轉禪功十九法

（一）八字站樁法

兩足八字站立，胸部挺直；兩臂自然下垂，兩手握拳，緊貼於兩大腿外側，拳心向內，拳眼向前，目視前方。意注百會（圖55）。

（二）馬步單鞭法

左腳向左移半步，兩腿屈膝變成馬步；同時，兩拳經胸前向內環弧，然後再向兩側展臂沖拳，兩拳與肩平齊，拳心向前，拳眼向上，目視前方。意注膻

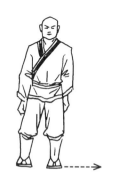

圖55

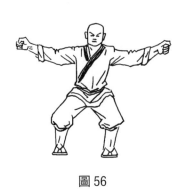
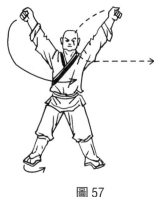

圖56　　　　　　　　　　　圖57

中（圖56）。

（三）金剛亮臂法

兩腿變成岔步；兩拳慢慢向兩側下落，在胸前環弧交會，然後再向兩側斜上方沖拳，拳心向前，拳眼斜相對，目視前方。意注掌心（圖57）。

（四）太師左托鞭法

兩腳為軸，體向左轉90°，使兩腿變成左弓步；同時，右拳屈肘，護於腰前側，拳心向內，拳眼向上；左拳隨身勢向前環弧斜擺，拳心向右，拳眼斜向上，目視左拳。意注拳背（圖58）。

（五）太師右托鞭法

兩腳為軸，體向右轉180°成右弓步；同時，右拳隨身勢向前擺出，拳高與頭平，拳心向左，拳眼斜向上，左拳肘

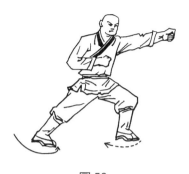

圖 58

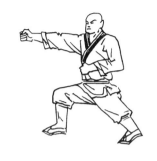

圖 59

護於腰間，拳心向內，目視右
拳。意注拳背（圖 59）。

（六）猛虎右出洞法

　　兩腳原地不動，右弓步不
變；兩拳變掌，右掌上架於頭
右上側，掌心斜向左，掌指向
上；左掌向前屈肘穿擊，掌心
向右，掌指向前，目視前方。
意注右列缺穴（圖 60）。

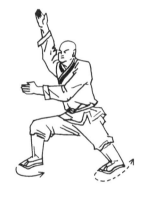

圖 60

（七）猛虎左出洞法

　　以兩腳為軸，體向左轉 180°成左弓步；同時，左掌隨
身勢上架頭上左側，掌心斜向右，掌指斜向上；右掌向前穿
擊，掌心向左，掌指向前，目視前方。意注左列缺穴（圖
61）。

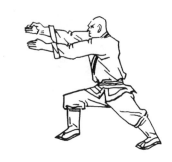

圖 61   圖 62

（八）右雙槍出篷法

雙腳為軸，體向右轉
180°成右弓步；同時，兩掌
向前穿出，掌心相對，掌指
向前，目視前方。意注十指
（圖62）。

（九）左雙槍出篷法

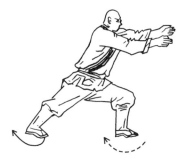

圖 63

兩腳為軸，體向左轉180°成左弓步；同時，兩掌隨身
勢向前穿出，掌心相對，掌指向前，目視前方。意注十指
（圖63）。

（十）右回身閃避法

兩腳為軸，體向右轉180°成右虛步；同時，兩掌隨身
勢屈肘護於兩肋外側，掌心相對，掌指斜向前，目視前方

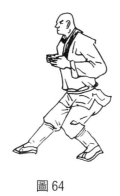

圖 64

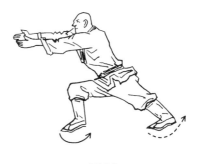

圖 65

（圖64）。

（十一）右烏龍進洞法

兩腳不動，右腿前弓成右弓步，上身前探；兩掌慢慢向前穿出，掌心相對，掌指向前。意念想到氣從手指發出，目視前方（圖65）。

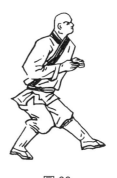

圖 66

（十二）左回身閃避法

以兩腳為軸，體左轉180°，兩腿屈膝成虛步；同時，兩手隨身勢收回腰間，掌心相對，目視前方（圖66）。

（十三）左烏龍進洞法

接上動作。左腿前弓成左弓步；上身向前探；同時，兩掌向前穿出，掌心相對，掌指向前。意念想到氣從手指發

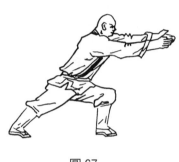

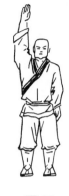

圖 67   圖 68

出,目視前方(圖 67)。

(十四)右舉旗進兵法

兩腳為軸,體向左轉 90°,收左腳,與右腳成併步;同時,兩臂隨身勢在胸前環弧,然後右掌上舉於頭右側上方,掌心向前,掌指向上;左掌護於左大腿外側,掌心向後,掌指向下,目視前方。意注掌心(圖 68)。

(十五)左舉旗進兵法

兩腳不動;左掌由下向上在左側舉起,展於頭上左側,掌心向前,掌指向上;右掌在右側向外下降落於右大腿外側,掌心向後,掌指向下,目視前方。意注掌心(圖 69)。

(十六)海下取寶法

抬左腳,向左移半步,兩腿屈膝半蹲成馬步;同時,右掌在右側向外上自動環弧,然後同左掌共同向下插去,掌心

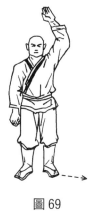 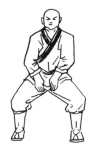 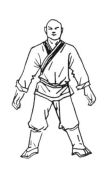

圖 69　　　　　　圖 70　　　　　　圖 71

向內，掌指向下，目視前方。意注長強穴
（圖70）。

（十七）羅漢把門法

　　兩腿直立成岔步；兩掌隨身勢在身前
由內向外垂臂斜展，掌心向內，掌指向
下，目視前方。意注巨厥穴（圖71）。

（十八）老君觀陣法

　　兩腳大八字站立不變；兩掌由兩側移
向身後腰間，兩掌緊按住兩腎，掌心向內，掌指斜向下，目
視前方。意注命門穴（圖72）。

85

圖 72

（十九）懷中抱月法

　　兩腳不動，成小八字步站立，胸部挺直；同時，兩掌向
兩下側降落，再向外上側環弧，然後再向內下降落於兩大腿

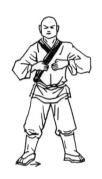

圖 73

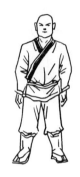

圖 74

外側，掌心向內，掌指向下，目視前方。意注中脘（圖73）。

　　收右腳向內，與左腳成小八字步；同時，兩手向上、向外、再向下畫弧，兩臂自然下垂，兩手附兩大腿外側，目視前方（圖74）。

第四章

少林達摩易筋功法十二式

>>>>>>>>>>>>>>>>>>>>>>>>>>>>>>>>>>>>

　　達摩易筋經是少林寺眾僧最早演練的功夫之一。千餘年之實踐證明，確有養生之益。

　　據傳，易筋經是少林寺大乘禪祖師菩提達摩根據眾僧鍛鍊身體之驗所集成，約於宋代譯撰成法訣，公開出版，廣傳於世。易筋經內則運氣、用氣，外則活動肢體，故「內外兼修，練者可得皮、得肉、得骨、得髓」。

　　歷代學者認為練此功法，可以使人體的神、體、氣三者結合起來，經過循序漸進、持之以恆之鍛鍊，使五臟六腑、十二經脈及全身得到充分調理，又能平衡陰陽，疏筋活絡，調整人體之新陳代謝，增強各部之生理功能，從而達到強健體質、抗疫祛病、抵禦早衰、延年益壽之目的。

預備勢

　　兩足成小八字站立，胸部挺直；兩臂自然下垂，五指併攏，附於大腿外側；舌抵上腭，自然呼吸，氣沉丹田，意守百會（圖1）。

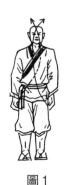
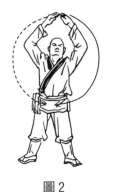
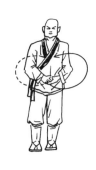

圖1　　　　　　　圖2　　　　　　　圖3

一、韋馱獻杵第一式

兩手慢慢上抬，由下向頭上緩緩畫弧，使兩掌在頭上相附（圖2）。

接上動作。兩掌由上向兩側畫弧，然後屈肘疊掌於肚臍，右掌在上，左掌在下（圖3）。

兩手由內向外環展，然後由外向內環抱，兩掌附按貼住膻中穴，目視前方。完成動作後持續半分鐘（圖4）。

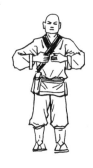

圖4

二、韋馱獻杵第二式

接上式。兩足不動；兩肘夾肋伸掌，掌心相對，掌指向前（圖5）。

接上式。兩手向兩側展臂，使兩臂成一字狀，同時，兩足跟翹起，掌心向下，目視前方。意注眉心（圖6）。

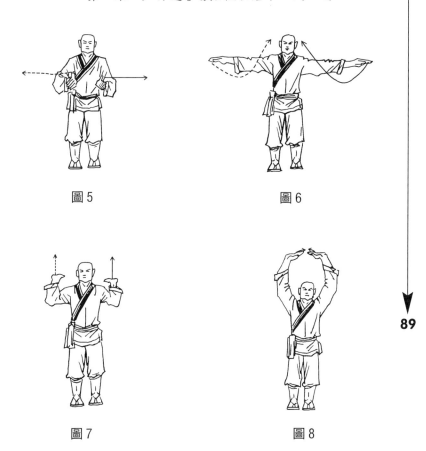

圖 5

圖 6

圖 7

圖 8

89

三、韋馱獻杵第三式

　　接上式。逆呼吸，兩足跟落地；同時，兩臂向內屈肘夾肋托掌，兩掌心向上，掌指向後，目平視（圖 7）。

　　接上動作。兩掌向上直臂托掌，使兩手臂成 U 字形，掌心向上，掌指微向後（圖 8）。

　　接上動作。兩足跟相抵翹起，兩腕外轉，使兩掌指端貼

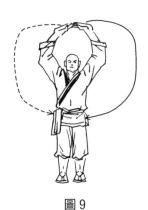
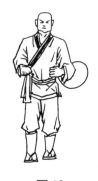
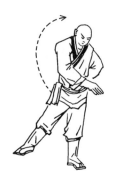

圖9　　　　　　圖10　　　　　　圖11

近；同時咬齒，舌抵上腭，氣布胸
際。定式後靜立半分鐘（圖9）。

90

四、接星換斗式

右式

接上式。逆呼吸，兩足跟落地；
同時，兩掌向外、向下畫弧，然後兩
掌變拳，屈肘，抱於腰際，目平視
（圖10）。

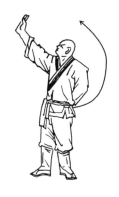

圖12

接上動作。兩拳變掌，右掌屈肘
向左，停於下腹左側，掌心向下；左手背於腰後，目視右手
（圖11）。

接上動作。右掌由左向右、向上畫弧運掌，掌架頭上右
側，掌心向前上方，掌指向左；同時，左掌盡力下按，頭向
右扭，目視右手。意注勞宮（圖12）。

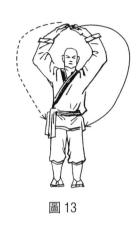

圖 13

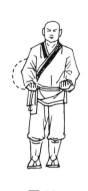

圖 14

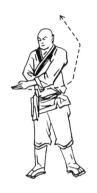

圖 15

左式

接上式。左手由後向上、向前上方交會畫弧，與右手在頭前上方相附，掌心向前，目視兩手（圖 13）。

接上動作。兩手由上向下畫弧，下落腰際時變拳，抱於腰間，拳心向上，目視前方（圖14）。

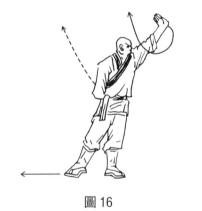

圖 16

接上動作。兩拳變掌，左掌屈肘向右，停於腹右側，掌心向下；同時右手背於腰後，目視左手（圖15）。

接上動作。左掌由右向左、向上畫弧運掌，掌架頭上左側，掌心向上；同時，右掌心向下，盡力下按，頭向左扭，目視左手（圖16）。

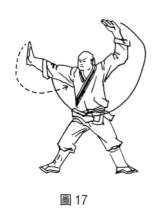
圖 17

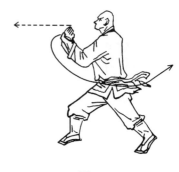
圖 18

92

五、倒拽九牛尾式

右式

接上式。逆呼吸，右腳向右跨一步，上體右轉 90°；同時，右手由後向前、向上方畫弧，兩手在頭上兩側環展，掌心向外，目視前方（圖 17）。

接上動作。兩掌變拳，然後屈肘、沉肩，兩前臂交叉，抱於胸前，左臂在內，右臂在外，拳心向內；同時，右腿屈膝，左腿蹬直，使兩腿形成右弓步，目視兩拳。意守百會（圖 18）。

接上動作。用鼻呼氣，右拳從懷內掏出，緩緩向前伸出，拳心向下；同時，左拳沿左腹側向後緩緩後伸，拳心向下；左腿隨身勢向後滑移，使兩腿成低勢弓步。氣貫右拳頂，意注眉中，瞪睛，視右拳。定式後靜立半分鐘（圖19）。

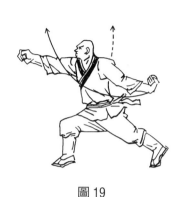

圖 19

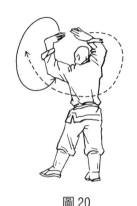

圖 20

左式

接上式。鼻吸氣，左腳向前上一步，體右轉 90°；同時，兩拳變掌，隨身向上，往兩側畫弧，使兩手在頭上前方交會，兩掌心向前，目視兩掌（圖 20）。

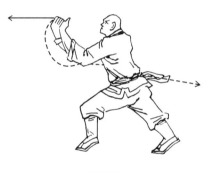

圖 21

接上動作。上體左轉 90°；兩掌變拳，然後屈肘，沉肩，使兩手前臂交叉，相抱於胸前，右臂在外，拳心向裡；同時左腿屈膝，右腿蹬直，使兩腿成左弓步，目視兩拳。意注百會（圖 21）。

接上動作。用鼻呼氣，左拳從懷中掏出，緩緩向前伸進，拳心向下；同時，右拳沿右腹側向後緩緩後伸，拳心向上；右腳隨身勢向後滑移，使兩腿成低勢弓步。氣貫左拳，意注眉心，目視左拳。定式後靜立半分鐘（圖 22）。

93

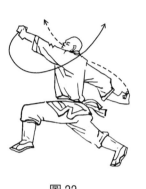 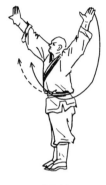 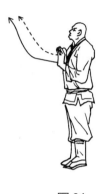

圖 22　　　　　　　圖 23　　　　　　　圖 24

六、擊爪亮翅式

接上式。逆呼吸，左腿後退一步，與右腳成併步；同時，兩拳變掌，向上、往兩側畫弧（圖23）。

接上動作。兩掌繼續向下畫弧，然後繞腋下旋掌一周，兩臂夾肋，屈肘亮掌，掌心向前（圖24）。

接上動作。鼻吸氣，兩掌向前緩緩推出，掌心向前，掌根盡力外挺，然後兩掌轉腕相擊（音亮）。同時挺頸，怒目（圖25）。

接上動作。鼻吸氣，兩掌由前向上、往兩側畫弧，掌心向外，掌指向上（圖26）。

接上動作。兩掌向下往內，在腋下旋掌畫弧一周，使兩前臂夾肋，屈肘亮掌，掌心向前（圖27）。

接上動作。鼻吸氣，兩掌緩緩向前推出，掌心向前，同時挺頸，怒目（圖28）。

依上法畫弧、屈肘、旋掌、亮掌、推掌、擊掌，連續重

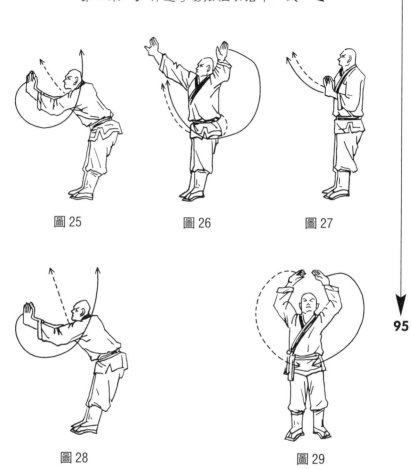

圖 25　　　　　圖 26　　　　　圖 27

圖 28　　　　　　　　圖 29

95

做六次，共七次，做完最後一次後，意守天門穴。

七、九鬼撥馬刀式

右式

接上式。順呼吸，左腳後退一步，兩腳碾地，體左轉
90°；同時，兩手隨身勢向上往兩側畫弧（圖29）。

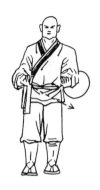

圖 30

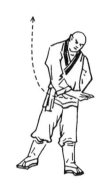

圖 31

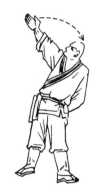

圖 32

接上動作。兩掌下行至腹側時變拳，抱於腰際，拳心向上，目視前方（圖 30）。

接上動作。兩拳變掌，右掌屈肘向左，停於腹左側，掌心向上；左掌背於腰後，掌心向上，目視右手（圖 31）。

接上動作。右手由左向右、向上裹掌、舉臂，使右掌立於頭右側上方，掌心向前，掌指向上，目視右手（圖 32）。

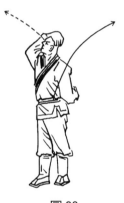

圖 33

接上動作。當手臂高於頭上時，撥肩、屈肘、落掌、彎腰，使右掌附按左臉面前處，如抱頭狀，然後頸向右扭；同時左手在腰後，盡力上抬，掌心向下。定式後靜立半分鐘（圖 33）。

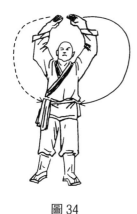 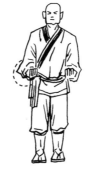 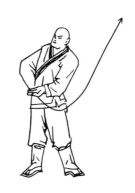

圖 34　　　　　圖 35　　　　　圖 36

左式

接上式，順呼吸，兩手由胸
前向上往兩側畫弧，目視兩手
（圖 34）。

接上動作。兩掌下行至腹側
時變拳，抱於腰際，拳心向上，
目視前方（圖 35）。

接上動作。兩拳變掌，左掌
屈肘向右，停於腹右側，掌心向
上；右掌背於腰後，掌心向上，
目視左手（圖 36）。

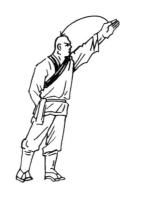

圖 37

接上動作。左手由右向左、向上裹掌舉臂，使左掌立於
頭左側上方，掌心向前，掌指向上，目視左手（圖 37）。

接上動作。當前臂高於頭上時撥肩、屈肘、落掌、彎
腰，使左掌附按右臉面前處，如抱頭狀，然後頸向左扭；同
時右手在腰後盡力上抬，掌心向下。定式後靜立半分鐘（圖

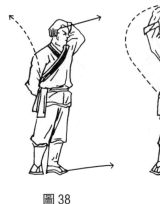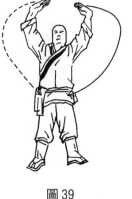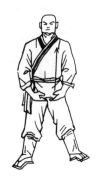

| 圖 38 | 圖 39 | 圖 40 |

38）。

八、三盤落地式

接上式。自然呼吸，上體右轉 90°；左腳向左跨一步；右手向上，與左手在頭上前方相會，使兩掌相附，掌心向前（圖 39）。

接上動作。自然呼吸，兩手由上向下畫弧，停於下腹前兩側，掌心向上（圖 40）。

接上動作。鼻吸氣，兩臂屈肘上抬，兩掌緩緩上托，如有重物，高與胸平，然後翻掌向下（圖 41）。

接上動作。用口吸氣，兩手緩緩沉臂下按，掌指外撇；兩腿隨勢成馬步，使兩掌停於膝上外側。定式後舌抵上腭、瞪睛，意注牙齒，靜蹲一分鐘（圖 42）。

接上動作。鼻吸氣，兩腳起立；同時，兩手翻為掌心向上，兩臂屈肘上抬，兩掌緩緩上托，如有重物，高與胸平，然後翻掌向下（圖 43）。

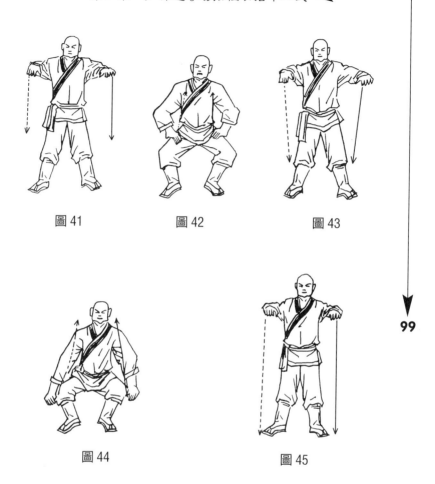

圖 41　　　　　　　　圖 42　　　　　　　　圖 43

圖 44　　　　　　　　　圖 45

　　接上動作。用口呼氣，兩手翻為掌心向下，徐徐下按；兩腿隨勢下蹲成低勢弓步，使兩掌停於膝下外側。定式後舌抵上腭、瞪睛，意注牙齒，靜蹲一分鐘（圖44）。

　　接上動作。鼻吸氣，兩腿起立；同時兩掌翻為掌心向上，緩緩上托，如有重物，高與胸平，然後翻掌向下（圖45）。

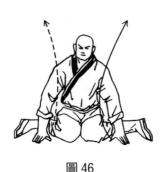

圖 46

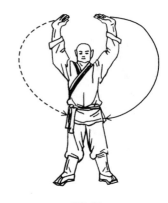

圖 47

接上動作。用口呼氣，兩手翻為掌心向下，緩緩下按，沉至使臂部、雙膝、兩掌三部同時落地。定式後舌抵上腭、瞪睛，意注牙齒，靜臥一分鐘（圖46）。

九、青龍探爪式

接上式。順呼吸，兩手十指撐地，臂部抬起，直身，收左腳與右腳成八字步；同時兩手向上在頭前上方畫弧、交會（圖47）。

接上式。兩手由上向兩側下方畫弧，然後兩掌變拳，抱於腰際，拳心向上（圖48）。

右式

接上動作，鼻呼氣，右拳變掌，向右側展臂運掌，左手抱拳於腰間，目視右手（圖49）。

接上動作。右手向左側屈肘探爪，使右手腕部貼於左肩端上部，使右前臂貼頸，掌心向後，掌指向左，上體右轉，目視左側（圖50）。

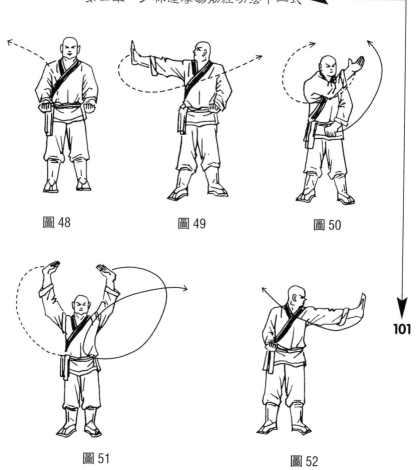

圖 48　　　　　　　圖 49　　　　　　　圖 50

圖 51

圖 52

左式

接上動作。左拳變掌，向外、向上畫弧，然後與右手在頭上前方交會，掌心向前（圖51）。

接上動作。兩掌下行腹側時右掌變拳，抱於腰際，拳心向上；同時，左手向左側展臂運掌，目視左手（圖52）。

接上動作。左手由左向右屈肘探爪，使全臂盡力向右伸

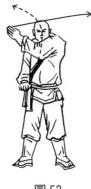

圖 53

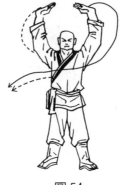

圖 54

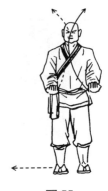

圖 55

102

長，使左手腕部貼於右肩端上部，左前臂貼於頸，目視右側（圖 53）。

十、臥虎撲食式

接上動作。右拳變掌，向外、向上畫弧，與左掌在頭上前方交會，掌心向前，目視前方（圖 54）。

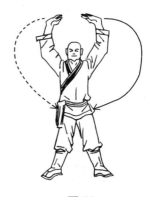

圖 56

接上動作，兩手向外、向下畫弧，然後變拳，抱於腰際，拳心向上，目視前方（圖 55）。

接上動作。右腳向右移一步；同時，兩拳變掌，由下向上經胸、面在頭上交會（圖 56）。

接上動作。以兩腳為軸，體向右轉 90°；兩手以肩關節為軸，由前向後、向下往前畫弧，使兩手向前下方伸臂，高

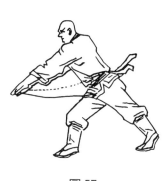

圖 57

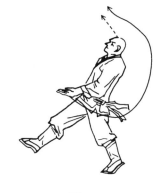

圖 58

103

與臍腹平，掌心向下，目視
兩手（圖 57）。

　　接上動作。用鼻吸氣，
兩手由前向下垂臂，使兩掌
附兩胯外側，掌心向前；同
時兩足尖翹起，足跟立地，
上體後仰（圖 58）。

　　接上動作。兩臂以肩關
節為軸，由前向後、反上、
往前掄臂一周，當兩臂轉至
頭前時，呼氣，抖爪，目視
兩手（圖 59）。

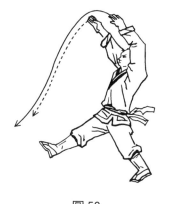

圖 59

　　接上動作。兩爪緩緩向前下按，同時上體前俯，右腿屈
膝，左腿向後滑動，使右腿全蹲，兩手著地，左腿附地伸
直，足跟豎起，足尖點地。然後撥肩、仰頭、瞪目、塌腰，
形如撲食，意守十爪尖，定式後靜持半分鐘（圖 60）。

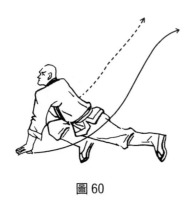

圖60

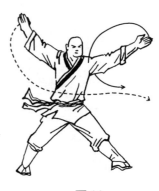

圖61

104

接上式。自然呼吸，起身，收右腳落左腳內側，右腳後倒一步，兩腳碾地，體左轉180°；同時，兩掌隨身勢向頭上前方相會，然後向兩側畫弧（圖61）。

接上式。兩手以肩關節為軸，由前向後、向下、再往前下方畫弧，伸臂托掌，高與腹平，掌指向前，目視兩掌（圖62）。

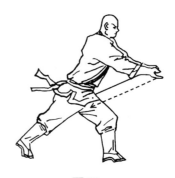

圖62

接上動作。鼻吸氣，兩手由前向下垂臂，使掌附兩胯外側，掌心向前；同時左腳尖翹起，足跟著地，上體後仰（圖63）。

接上動作。兩手以肩關節為軸，由前向後翻上，向前掄臂一周，當兩手掄經頭前時呼氣抖爪（圖64）。

接上動作。兩手緩緩向前下方按。同時，上體前俯，撥肩、塌腰、仰頭、瞪睛，意注十爪尖，定式後靜立半分鐘

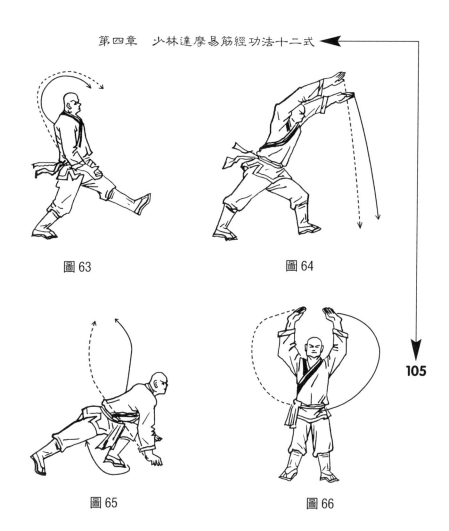

圖 63 圖 64

圖 65 圖 66

（圖 65）。

十一、打躬式

接上式。順呼吸，起身，以兩腳為軸，體右轉 90°；同時，兩手隨身向頭上前方畫弧，掌心向前，目視兩手（圖 66）。

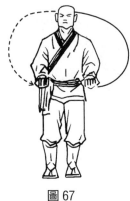 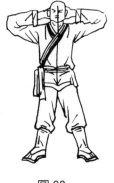 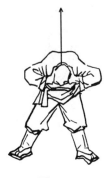

圖 67　　　　　　　圖 68　　　　　　　圖 69

　　接上動作。收左腳向內落半步；同時，兩手由上向外、向下畫弧，然後變拳，抱於腰際，目視前方（圖 67）。

　　接上動作。抬左腳向左跨半步；兩手向兩側平展，然後兩手屈肘向後，兩掌心掩塞兩耳，兩肘向外擴張（圖 68）。

　　接上動作。兩手不變，上體前俯，弓腰、垂背、挺膝，頭部沉至平胯。定式後靜立半分鐘（圖 69）。

　　接上動作。用鼻吸氣，兩手不變；上體緩緩起立（圖 70）。

　　接上動作。用口呼氣，兩手附按後項，上體緩緩前俯，弓腰、垂背、挺膝，頭部沉至胯下。定式後靜立半分鐘（圖 71）。

　　接上動作。用鼻呼氣，兩手不變，上體緩緩起立（圖 72）。

　　接上動作。用口呼氣，兩手不變；上體緩緩前俯，弓腰、垂背、挺

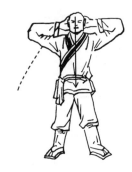

圖 70

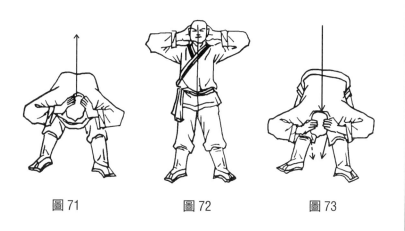

圖71　　　　　　　　圖72　　　　　　　　圖73

膝，頭部沉至膝下。定式後靜立半分鐘（圖73）。

十二、調尾式

接上式。順呼吸，起身，兩手輕按頸部皮膚，向胸前滑按下落（圖74）。

接上動作。兩手經過胸中時繞面部向上，使兩手在頭上方相附，然後再向兩側畫弧，掌心向下，目視前方（圖75）。

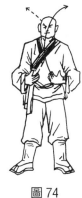

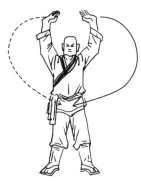

圖74　　　　　　　　　　　圖75

接上動作。兩
掌由上向下，端於
下腹兩側，掌心向
上，目視前方（圖
76）。

接上動作。鼻
吸氣，兩手緩緩上
抬，高與乳平（圖
77）。

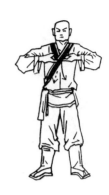

圖76　　　　　圖77

接上動作。兩
手翻為掌心向下
（圖78）。

用口呼氣，兩
掌緩緩下按，上體
前俯，塌腰、垂
背、昂頭、瞪睛、
視鼻，使兩手沉至
平膝。定式後靜立
半分鐘（圖79）。

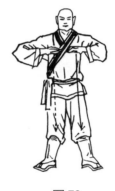
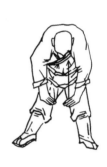

圖78　　　　　圖79

接上動作。兩
手翻為掌心向上，鼻吸氣，起身，兩臂屈肘上抬，使兩掌高
與乳平（圖80）。

接上動作。兩手翻為掌心向下，用口呼氣，兩掌相附，
緩緩前俯，塌腰、垂背、昂頭、瞪睛、視鼻，使兩掌下按，
沉至過膝（圖81）。

接上動作。兩手翻為掌心向上，用鼻吸氣，起身，兩臂

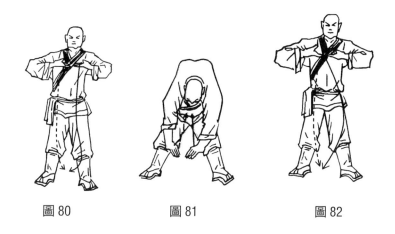

圖80　　　　　　圖81　　　　　　圖82

屈肘上抬，使兩掌高與乳平（圖82）。

　　接上動作。用口呼氣，兩掌翻為掌心向下，兩掌相附，緩緩下按，塌腰、垂背、昂頭、瞪睛、視鼻、挺肘、伸膀，兩掌接近地面，同時兩足跟翹起。定式後靜立半分鐘（圖83）。

　　依上法重做6次，共抬臂下按、翹起足跟、足跟落地21次，挺肘、伸膀、兩掌接近地面7次（每3次下按，抬臂、翹跟3次，挺肘、伸膀、兩手接近地面1次）。

收 勢

　　接上式。起身，鼻吸氣；同時，兩手由下經腹、胸、面部向上，在頭前上方交會，然後向兩側下方畫弧（圖84）。

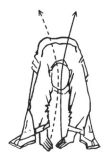

圖83

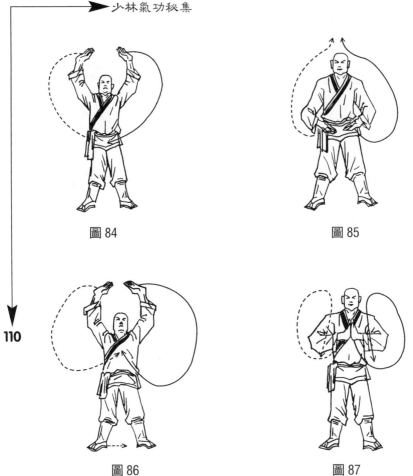

圖 84　　　　　　　　　　　圖 85

圖 86　　　　　　　　　　　圖 87

　　使兩掌停於下腹兩側，掌心向上（圖 85）。

　　自然呼吸，兩掌由下向上畫弧，在頭前上方合掌成人字形，目視兩手（圖 86）。

　　順呼吸，收左腳與右腳成併步；兩掌合攏，由上向下緩緩下降，屈肘、合掌，停於胸前正中，掌指向上，目視前方（圖 87）。

第五章
少林柔功三十一式

>>

此功是內功向外功過渡的初級功法。雖已動其力，露其形，但仍具運氣施柔、動而輕微、形姿簡單的特點，故稱柔功。適於年老體弱者和初習氣功者練習。

一、平和架騎馬式

平身正立，兩足間距與兩肩同寬。

兩手掌朝上平攤，與腰相平，不可過寬，兩手內轉，手背朝上，仍與腰平（圖1）。

兩手從旁平摩，作一圓圈，加摩頂之狀（圖2）。

兩手向前伸直，手心向前，十指朝上，高約與乳平，吞氣一口。略定片刻，

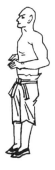

圖1

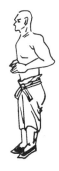

圖2

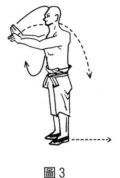 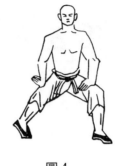 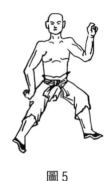

圖3　　　　　　　　圖4　　　　　　　　圖5

約三呼吸（圖3）。

以後，凡吞氣後目視，無論左右上下，皆以三呼吸為率。

左腳向左橫開一步，左腿屈，右腿直；左手按在左大腿面上，拇指向後；右手由耳後繞下，五指捏攏，指尖向後作雕手（圖4）。

二、平和架望月式

承上式。舉起左手與目相平，五指彎曲，拇指與小指對，食指與無名指對，中指微昂，手心中空；先以目視左手高低，轉回正面吞氣一口，復轉頭右視右手，再轉回正面吞氣一口，左右各三次，共吞氣六口（圖5）。

三、平和架舒氣式

平身正立，足距與兩肩同寬；兩掌朝上平攤，高與十二

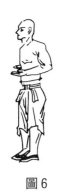
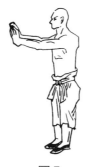
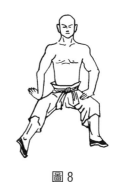

圖6　　　　　圖7　　　　　圖8

肋相平（圖6、圖7）。

四、武功頭初式

左腿屈，右腿直；左手按在左大腿面上，拇指向後，右手由耳後繞下，作刁手，正面吞氣一口，轉頭左視（圖8）。

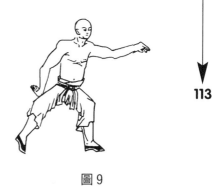

圖9

五、武功頭二式

承上式。左臂向左伸直，手背朝上（圖9）。

隨勢將手收回平按，臂伸直，又收回，來回兩次（圖10）。將平胸之手一

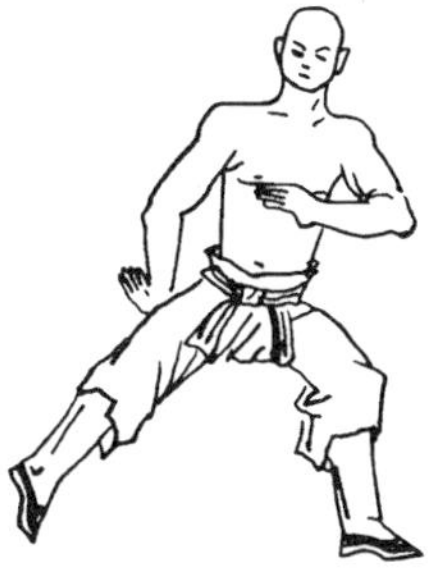

圖10

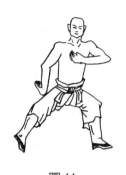 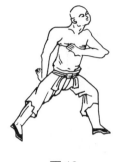 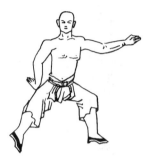

圖 11　　　　　　圖 12　　　　　　圖 13

轉，掌心封胸，吞氣一口（圖
11）。又將手一轉，拇指在下，中
指在上，轉頭左視（圖12）。

六、武功頭三式

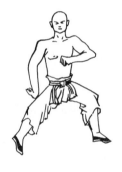

圖 14

承上式。將平胸之手，由耳後
仰掌，向左伸出（圖13）。

左手隨勢經耳後收回，握拳平
胸，手背向上，吞氣一口，轉頭左視，右亦相同（圖
14）。左右各三次，共吞氣十八口。

七、巡手式

平身正立，兩足相距一尺五六寸；兩臂屈肘向前平伸，
然後屈肘立臂，兩手腕直豎。五指散開，兩掌相對，托住臉
頰（圖15）。

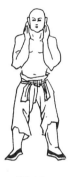
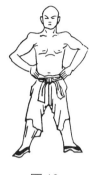
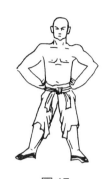

圖 15　　　　　　圖 16　　　　　　圖 17

八、玉帶式

承上式。兩掌分開，由耳後按下，推至腰間，約與臍平，十指尖兩邊遙對，離身約三寸，如叉腰狀，吞氣一口（圖16）。

九、垂腰式

承上式。將兩手握拳對腰，手背朝下，正面吞氣一口（圖17）。

十、提袍式

承上式。兩拳放開，由肋下轉出，臂向前平伸，如提物狀，正面吞氣一口（圖18）。

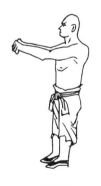

圖 18

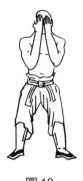
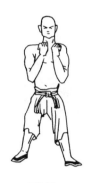
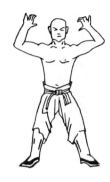

圖 19　　　　　　　圖 20　　　　　　　圖 21

十一、幞面式

承上式。將兩手分開，由肋下轉出頭上，兩手與頭相離七八寸許，十指散開，指頭斜對，拇指尖垂下與目相平，使兩手覆蓋面部，吞氣兩口（圖 19）。

十二、搔面式

承上式。兩手掌匯於頜下，兩小指相併，兩肘相併，隨勢上伸過下頜（圖 20）。

然後十指漸勾握拳，住頜頦下，再將十指散開，兩拇指相併，伸手過額，又將小指相併，十指漸勾握拳，仍住頜頦下，再屈肘上架頭額兩側（圖 21）。

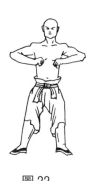

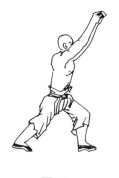

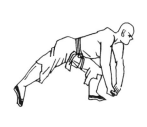

圖22　　　　　　圖23　　　　　　圖24

十三、朝笏式

承上式。將兩拳拉開，與肩相
平，如抱物之狀，手背朝上，兩拳
遙對，相離一尺八九寸，正面吞氣
一口（圖22）。

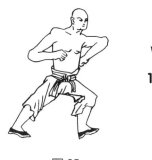

圖25

十四、偏提式

側身斜立，左腿屈，右腿直；兩手指交叉，用力上舉過
頂（圖23）。

然後彎腰如作揖狀，反掌下按至腳背，再合拱提起，在
膝頰之間用力一甩，身腰隨直（圖24）。

將兩手分開，由耳後繞至胸前，握拳屈肘作圈式，兩拳
遙對，相離一尺八九寸，手背朝上，吞氣一口（圖25）。
右亦相同。左右各三次，共吞氣六口。

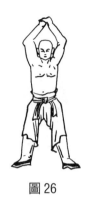 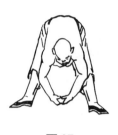 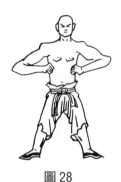

圖 26　　　　　　　　圖 27　　　　　　　　圖 28

十五、正提式

兩腳正立，相離一尺五六寸，兩手指交叉，上舉過頂（圖 26）。

漸次彎腰，反掌下按如作揖狀至地，再合拱提起，約與腰平，用力一甩，腰隨身，使背弓頭沉，目上視，微吐氣（圖 27）。

將手分開，由耳後繞至胸前握拳，兩臂屈肘，狀如抱物，兩拳相距一尺八九寸，正面吞氣一口（圖 28）。如此重複三次，共吞氣三口。

十六、薛公站式

承上式。兩手十指伸直，由耳後繞下平乳（圖 29）。

下按至臍，由平乳至平臍，一氣順下，並不停留，至平臍時，方暫停（圖 30）。

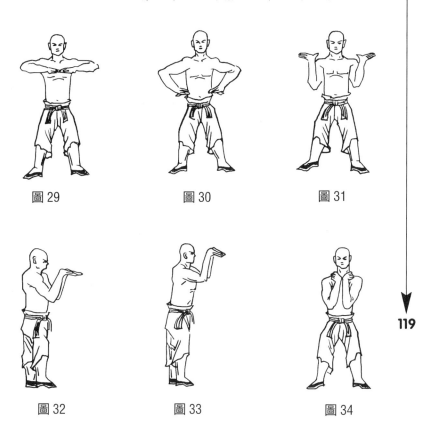

圖 29　　　　　　　　圖 30　　　　　　　　圖 31

圖 32　　　　　　　　圖 33　　　　　　　　圖 34

119

　　兩手一轉由肋下繞出，仰掌平托與肩齊，距頭四五寸，手要端正，拇指在臂之前，其餘四指在肩後（圖 31）。

　　體向左轉 90°，兩手合併，與頷頦相平，兩手小指緊挨，掌心朝上，腕肘貼緊上托（圖 32）。

　　繼上動作。向上仰托，高度過額，目視兩手（圖 33）。

　　十指變勾，握拳與額頦相平（圖 34）。

　　兩拳放開，掌心朝上，兩拇指相併，上托過肩，目視前

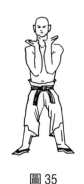 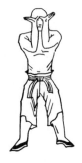 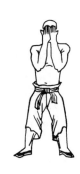

圖 35　　　　　　圖 36　　　　　　圖 37

方，吞氣兩口（圖 35）。

　　仰托過額，兩小指相併，順勢從額上抓下，握拳仍與頷頰平；復舒拳又如初勢，仰掌小指相併，仰托過額（圖 36）。

　　將兩小指相併，順勢自額上抓下，握拳仍住頷頰下，後舒拳，又如初勢，仰掌小指相併，仰托過額，第三次仰掌，兩小指相併，上伸（圖 37）。

　　十指抓下，握拳平列，圓如抱物狀，兩拳相離一尺八九寸，吞氣一口（圖 38）。此式重複三次，吞氣三口。

十七、列肘式

　　左腿屈，右腿直；右手握拳，左手掌包住右拳（圖 39）。

　　左肘向左一送，隨即撤回；將身蹲下，左腿伸直，右腿屈，右肘上抬（圖 40）。

　　起身，左腿屈，右腿直，身向左探，吞氣一口；右肘隨

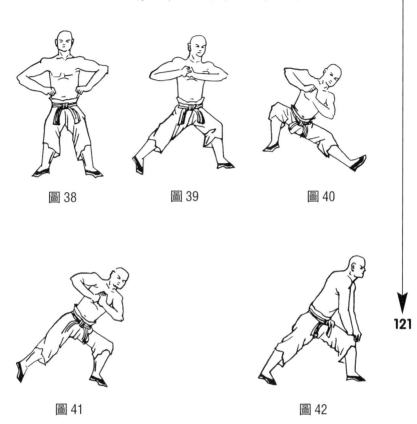

圖 38　　　　　圖 39　　　　　圖 40

圖 41　　　　　　　　圖 42

121

勢抬上，眼望左腳前六寸許（圖 41）。右亦相同，左右各
三次，共吞氣六口。

十八、伏膝式

左腿屈，右腿直，右手按在左腿上，離膝蓋二寸餘，左
手加右手上，身側而俯，面向左平視，吞氣一口，背拱，項
直，眼下視足尖前六寸許（圖 42）。右亦相同，左右各三

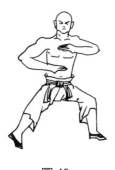

圖 43

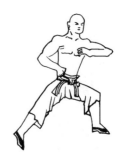

圖 44

次，共吞氣六口。

十九、站消式窩裏炮

左腿屈，右腿直；左手覆掌平
心口，右手仰掌平臍，指皆伸直，
目視前方（圖 43）。

兩手各順勢橫拉、握拳，左拳
平乳，約離八九寸，拇指在內；右

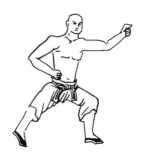

圖 45

拳平肋約離寸餘，拇指在外，正面吞氣一口，將頭左視（圖
44）。

二十、站消式沖天炮

承上式。左手拳放開，自下往上一繞，隨即握拳向上豎
立，與頭角相平，正面吞一口氣，轉頭視左手寸口；右拳屈
肘抱於腰間（圖 45）。

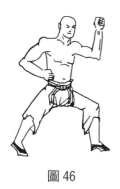

圖 46

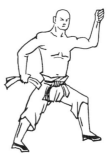

圖 47

二十一、站消式穿心炮

承上式。左拳放開，豎掌與耳後一轉，即握拳屈肘立於左側，高與頭頂相平，吞氣一口，轉頭左視（圖46）。右亦相同，左右各三次，共吞氣十八口。

二十二、打穀袋式沖天炮

左腿屈，右腿直，右手持袋，左手由肋下一繞，屈肘，握拳上豎高過頭頂，吞氣一口（圖47）。

右手擊打左臂內側，由肩胛起密密順打至手指，約十餘下（圖48）。每打時，須順打而下，不可逆打。如打時有脫漏之處，不可補打。

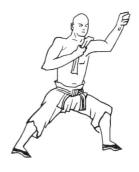

圖 48

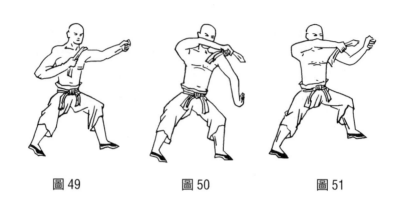

圖 49　　　　　圖 50　　　　　圖 51

二十三、打穀袋式穿心炮

　　承上式。左拳放開，由耳後一轉，即握拳向左伸直，拳背朝上，吞氣一口；右手持袋，擊打左臂外側，由肩胛起順打至指尖（圖49）。

二十四、打穀袋式雕手

　　承上式。左手向耳後繞過，作刁手，吞氣一口；右手持袋，順打左臂肘外側，由肩胛起至小指側止（圖50）。

二十五、打穀袋式小沖天炮

　　承上式。左手一轉，握拳上豎作沖天炮式，吞氣一口；右手持袋，由左肩胛起，順打至左手拇指側止（圖51）。

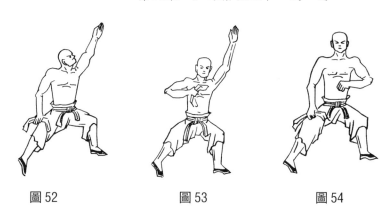

圖 52　　　　　　圖 53　　　　　　圖 54

二十六、打穀袋式扛鼎

承上式。將左手從肋下轉，盡力向上舉直，伸拇指在後，吞氣一口，仰面目視上舉之手（圖 52）。

然後，右手從左肋起順打至小腹左側，再沿左腿正面而下至腳趾（圖 53）。

二十七、打穀袋式盤肘

承上式。左拳放開，由耳後繞下，即屈肘握拳平胸，吞氣一口；右手從左腋下起，斜打至腰根、左外踝，轉至左小趾側止（圖 54）。

二十八、打穀袋式雕式

承上式。左拳放開，由耳後一轉，作雕手，吞氣一口；

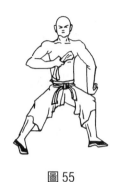

圖 55

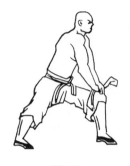

圖 56

右手持袋，從骨盆左下起，順打至肚腹左，再橫打至肚腹右（圖 55）。換左手持袋，由右橫打至肚腹左，右手掩護外腎，左手再轉自（握拳）小腹打起，從左腿內側打至左腳趾，如腹中有病可多打幾遍。

二十九、打穀袋式伏膝式（之一）

左腿屈，右腿直；右手按左腿，左手亦按於袋上，吞氣一口（圖 56）。

三十、打穀袋式伏膝式（之二）

兩手過頂打左脊背二十下，不可以打著中間脊柱（圖 57）。

然後，左腿伸，右腿屈；右手按住右膝上，拇指在後，身斜倚，眼視左膝，左手持袋，後手打左背，挨次至左腰眼，將手一轉，順打左臂、左腿後側，至左腳跟止（圖

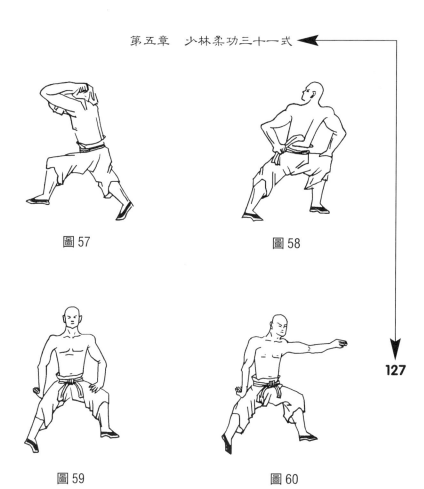

圖 57

圖 58

127

圖 59

圖 60

58）。

三十一、海底撈月式

左手按於左腿面，右手作離手（圖59）。

左手由耳後一轉，仰掌向左伸出，將手一轉，手背朝上（圖60）。

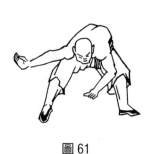 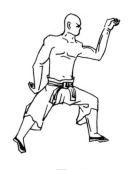

圖 61   圖 62

　　俯身作撈月之狀，自左撈至右，腰身隨起（圖61）。

　　頭向左轉，作望月之式，吞氣一口，目視左手拇指、食指之間（圖62）。右亦相同。左右各三次，共吞氣六口。

第六章
少林傳統健身氣功套路

第一節　少林八段錦

　　少林八段錦是少林寺眾僧最早演練的健身功法之一。據傳，早在唐代時，少林寺高僧靈丘善練八段錦，壽達 109 歲。到了宋代，福居和尚將其匯入少林拳譜。八段錦有舒筋活血、調理氣血、促進人體新陳代謝等功能，久練可以健壯體質，抗疫祛病，益壽延年。

原歌訣曰：

　　　　雙手托天利三焦，左右開弓如射雕。
　　　　調理脾胃運兩手，五癆七傷往後瞧。
　　　　摺拳怒目增力氣，背後起點諸病消。
　　　　提頭擺尾祛心火，兩手盤膝固腎腰。

預備勢

　　足立八字，間距三寸，兩臂自然下垂，掌心向內，掌指向下，胸部挺直，舌抵上腭，目視前方，意守丹田（圖1）。

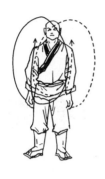 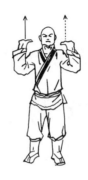 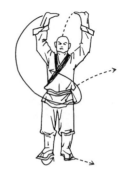

圖 1　　　　　　圖 2　　　　　　圖 3

第一段　雙手托天

兩腳不動；兩手由下經胸部向上屈肘托掌，掌心向上，掌指向後，位高於肩，目視前方（圖2）。

接上動作。兩臂緩緩向上舉，直臂托掌，掌心向上，掌指向後，同時用鼻微微吸氣，兩足跟翹起，目視前方（圖3）。

第二段　左右開弓

接上動作。兩足跟落地，用口吐氣，左腳向左移一步，上體左轉90°；同時，雙手由上向左摺出，兩掌變拳，左拳心向下，右臂屈肘向後拉，拳心向上，形似拉弓；上體前傾，兩腿成左弓步，目視左拳（圖4）。

接上動作，以兩腳為軸，體向右轉180°；同時，兩拳變掌，隨身向前摺出，然後變拳，右拳心向下，左臂屈肘後拉，拳心向上，形似拉弓；上體前傾，兩腿成右弓步，目視右拳（圖5）。

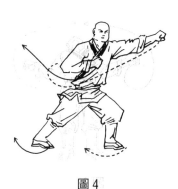

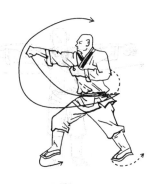

圖4　　　　　　　　圖5

第三段　運兩手

接上動作。以兩腳為軸，上體左轉90°，收右腿向內半步；同時，兩拳變掌，左臂下垂，掌附左胯外側；右手向右、向左，再由左向右反覆兩次運手，然後向上舉臂，掌心向上，架於頭上，目視前方（圖6）。

接上動作。右手由上向下垂臂，掌附右胯外；左手由左向右，再由右向左，反覆兩次運手，然後左臂上舉，掌心向上，架於頭上，目視前方（圖7）。

第四段　往後瞧

接上動作。右手向上與左手在頭前交會，再向胸前畫弧合掌，然後變拳，兩臂向兩側伸展成一字狀，目視前方

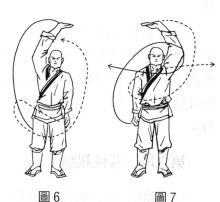

圖6　　　　　　　　圖7

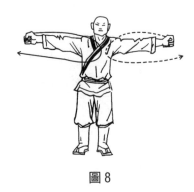

圖8

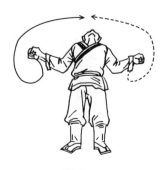

圖9

（圖8）。

　　接上動作。兩腳不動，逆呼吸，上體向後仰，頭部向後下方緩緩降沉，兩眼瞪圓後瞧（圖9）。

第五段　摺拳怒目

　　兩腳不動，上體直起；兩拳變掌，由後向前畫弧，目視兩手（圖10）。

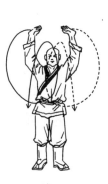

圖10

　　接上動作。兩手向上、向下垂手，然後再返上向下變拳，附於兩胯外側，拳眼向前，同時瞪目、咬牙，旋前臂摺拳3～4次，目視前方（圖11）。

第六段　背後起點

　　接上動作。兩拳變掌，由下向後

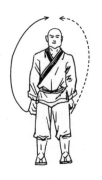

圖11

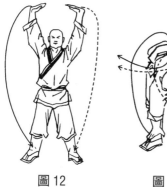
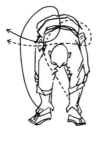
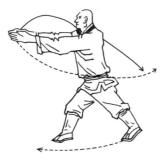

圖12　　　　　圖13　　　　　圖14

返上，掄臂畫弧，使兩手在頭前方相附，目視前上方（圖12）。

接上動作。兩手由上向下，緩緩下降，兩掌成八字型，握住兩足踝部，頭部下沉，額部盡量抬高，脊中突出。意注命門穴（圖13）。

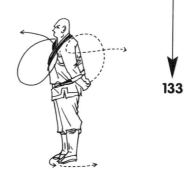

第七段　提頭擺尾

鬆手，起身，以兩腳為軸，體右轉90°；同時，兩手隨身向前摺手，目視兩手（圖14）。

圖15

接上動作。左腳向前上一步；兩手由前向後，再返前後掄臂一周，然後臂置於背後，左掌變拳，與右手相抱，仰頭，擺臂（圖15）。

第八段　兩手盤膝

左腳後退一步，以兩腳為軸，體向左轉90°；同時兩拳

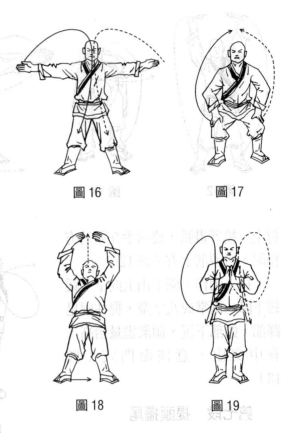

變掌，隨身向前環弧，然後向兩側展臂，目視前方（圖16）。

接上動作。兩足不動；兩手由前向下、向後，再返前掄臂畫弧一周，然後向前下方緩緩附按在兩膝蓋上，使兩腿下蹲成馬步；挺胸、塌腰，上體左右轉動3～4次。意注百會穴，目視前方（圖17）。

圖16　　　　圖17

圖18　　　　圖19

收　勢

兩足不動，起身；兩手向兩側往上畫弧，然後交會於頭前上方，使兩掌相接成人字形，目視兩手（圖18）。

接上動作。收左腳，與右腳成小八字；同時，兩手合掌緩緩下降於胸前，高與巨厥穴相平，縮口，微微吐氣，身胸挺直，目視前方（圖19）。

第二節　少林信游功

少林信游功是明代少林寺高僧宗鄉大和尚在精練「風擺柳」功法的基礎上，經長期磨練、推敲而創編的。宗鄉禪師自幼皈依沙門，從師參禪習武，尤其愛好醫學、氣功、養生之道，精練易筋經、八段錦、風擺柳等功法。他吸取多種功法之精髓，創編了信游功法，撰成法訣，加繪圖像、解譯透徹，理方明確，利於教徒，廣於普及，為增進全寺僧眾和方圓數百里俗眾的體質健康和昌盛禪宗都起到了推動作用。

信游功法的特點是抬足輕靈，起步自由，步大則大，步小則少，隨意走步；同時兩手起胸，輕浮飄柔，向上如燕起，向下如垂柳，往左如波紋、向右如紋波，招間調氣息，貴在順呼吸；頭平頸靈轉，笑顏口微開，眉疏目視淡，起步背微弓，落足胸要挺；早練五更辰，晚練入寢前，習技五十載，延壽三百年。

135

預備勢

足立八字，胸部挺直，兩臂自然下垂，兩掌貼於大腿外側，掌心向內，目視前方。自然呼吸，意守丹田（圖1）。

（一）懷抱彌陀印

兩足不動，兩手緩緩向上屈肘環抱，然後右手在上、左手在下，

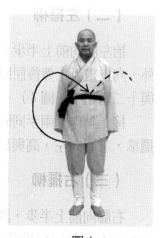

圖1

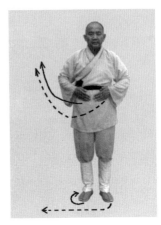

圖 2　　　　　　　　　　　　圖 3

兩掌重疊，高與臍平，距臍八寸，兩手心向上。同時調息運氣，貫於兩手勞宮穴（圖 2）。

接上動作。兩掌緩緩向內，附於上腹部，目視前方。意注中脘（圖 3）。

（二）左擺柳

抬左腳向前上半步；同時，兩掌以腕關節為軸，由內向外、向上畫弧，然後屈肘端兩掌，掌心向前，掌指向上，高與十二肋相平（圖 4）。

接上動作。兩手同時翻掌，由左向右、再由右向左屈肘擺掌，掌心向左，高與肩平，目視兩手（圖 5）。

（三）右擺柳

右腳向前上半步，調息自然呼吸；兩手以腕關節為軸，由左向右旋腕屈肘擺掌，掌心向右，高與肩平，目視兩手

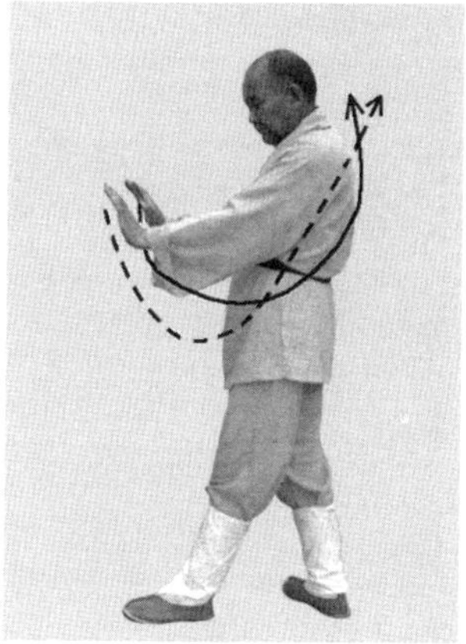

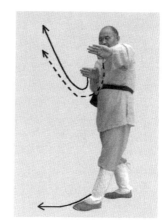

圖4

圖5

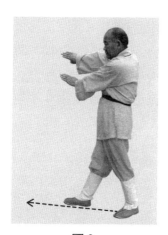

圖6

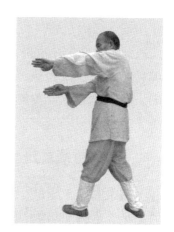

圖7

（圖6）。

（四）反覆左右擺柳

抬左腳向前上半步，按上法向左擺掌（圖7）。

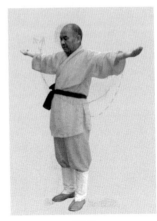

圖8　　　　　　　　　　　　　圖9

　　按上法抬右腳向前上半步；兩手向右擺掌（圖8）。依此連續，重做上左步再上右步，向左、向右擺掌。在換步時調息，始終保持自然呼吸，面現微笑，嘴微開，目自然淡視，全身放鬆。反覆擺掌時使兩手擺掌的路線呈橫8字型（「∞」）。

（五）紅鷹展翅

　　接上動作。調息，自然呼吸，兩腳成併步；然後兩手沉肘翻掌，經胸前向兩側展臂亮掌，稍調息，頭向前點，兩掌心向上。意注印堂穴（圖9）。

（六）順倒車輪

　　右腳向前上半步，稍調呼吸；兩手以肩關節為軸，由前向後、反上、再向前、向下掄臂一周，使兩臂下垂，兩掌心向下。意注勞宮穴（圖10）。

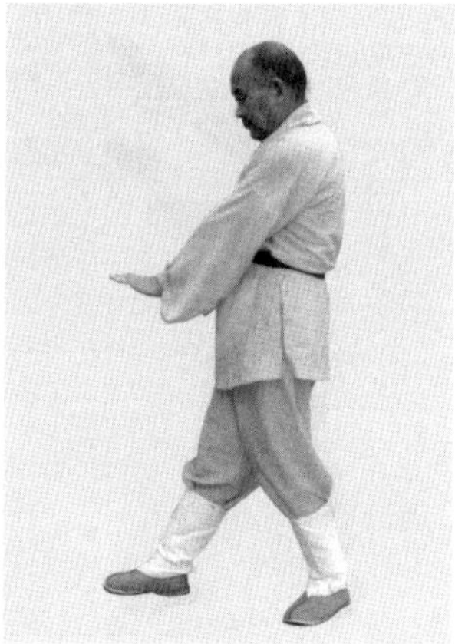

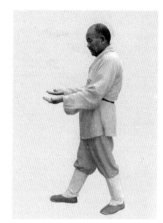

圖 10

圖 11

接上動作。稍調息，兩手以兩肩關節為軸，由前下方向前上方、再向後往前掄臂一周，使兩臂下垂時掌心向前，然後屈肘端掌，高與臍平。意注中脘穴（圖11）。

（七）轉身平擺

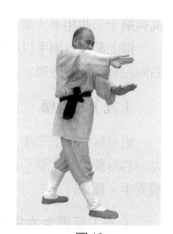

圖 12

體向右轉；同時，兩手隨身向右屈肘平擺，掌心均向下，目視兩手（圖12）。

（八）左擺柳

抬左腳向前上半步；同時，兩手以腕關節為軸，由內向外、向上畫弧，然後屈肘夾肋端掌，掌心向上，掌指向前，

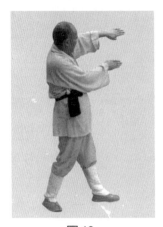

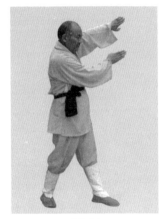

圖 13

圖 14

高與第十二肋相平（圖 13）。

接上動作。兩手以腕關節為軸，向內旋弧一周，然後由右向左擺掌，順呼吸。意注勞宮穴，目淡視（圖 14）。

（九）右擺柳

抬右腳向前上半步，稍調呼吸；兩手以腕關節為軸，由左向右旋腕擺掌，掌心均向右，掌指向前。意注十宣穴，目視兩手（圖 15）。

（十）反覆左右擺柳

抬左腳向前上半步；依上法兩手向左擺掌（圖 16）。調息，自然呼吸，抬右腳向前上半步，依上法兩手向右擺掌，目視右手（圖 17）。

接上動作。抬左腳向前上半步；兩手以兩肘關節為軸，由右向左擺掌，目視兩手（圖 18）。

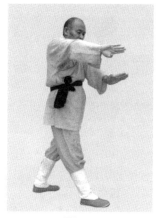

圖 15

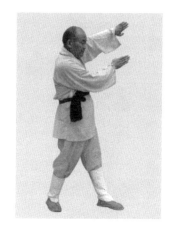

圖 16

141

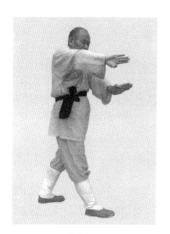

圖 17

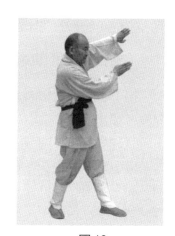

圖 18

（十一）紅鷹展翅

接上動作。調息，自然呼吸，抬右腳向前上半步，與左腳成併步；兩手沉肘翻掌，經胸前向兩側展臂亮掌，掌心向

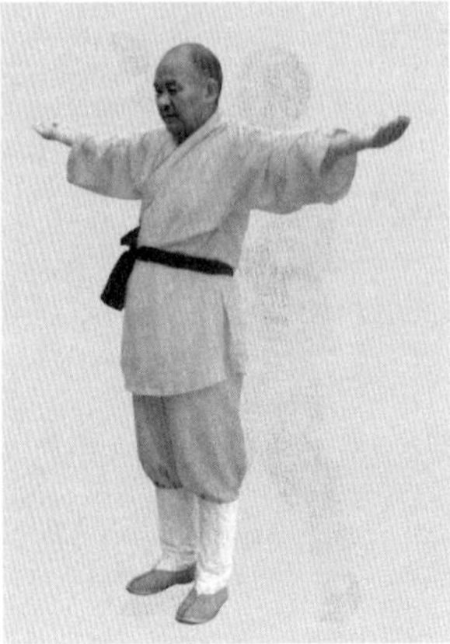

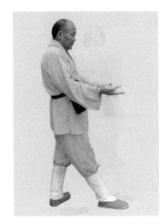

圖19

圖20

前，頭稍向前。意注印堂穴（圖19）。

142

（十二）順倒車輪

接上動作。右腳向前上半步；兩手以肩關節為軸，由前
向後、反上、再向前下方掄臂一周，兩臂下垂，兩掌心向
上。意注勞宮穴（圖20）。

接上動作。稍調呼吸；兩手以肩關節為軸，由前下方向
前、向上、再往後掄臂一周，使兩臂下垂，掌心向上，然後
屈肘端掌，高與臍平，目視前方。意注中脘穴（圖21）。

註：依上法轉身平擺、上步左擺柳、上步右擺柳、反覆
左右擺柳、紅鷹展翅、順倒車輪再至轉身平擺，如此反覆演
練5～7遍。

收　勢

歸原成併步站立；兩手向胸前合掌，屈肘拱手，目微下

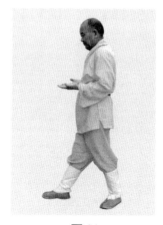

圖 21

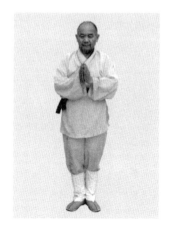

圖 22

視（圖22）。

第三節　少林風擺柳功

　　少林風擺柳功是少林寺秘傳的養生氣功功法之一。據
《少林拳譜》和《少林氣功秘笈》等資料記載，少林風擺柳
氣功創於宋代的福居和尚，他根據柳枝隨著微微春風而輕柔
飄動的形態，結合人體之形而創編，原有上下翻轉兩式，加
左右擺動共四式。傳至清代，少林寺方丈、著名武術大師貞
俊大和尚善練風擺柳，其功精湛，他在原四式的基礎上發展
修編，增加了「鶴亮翅」和「倒栽柳」兩式，共六式。現筆
者編為七式。

　　原歌訣：

　　　　福居撰編風擺柳，端坐禪椅莫仰頭。

　　　　身胸挺直足下垂，兩手蓋膝眉莫皺。

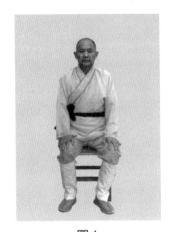

圖1

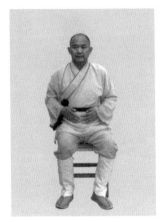

圖2

舌抵上腭目平視，氣沉丹田三息留。
眼觀手勢隨呼吸，前推下按貴在柔。
收掌吸氣推掌呼，左右擺手如飄柳。
伸縮之間調呼吸，上動下連緩緩收。
白鶴亮翅柳吐蕊，倒栽柳勢微低頭。
腕肘肩頸遍脊柱，全身百節氣疏透。
舒筋活絡平陰陽，臟腑四肢血暢流。
若求體壯長壽命，勸君苦練風擺柳。

預備勢

端坐禪椅，胸部挺直，兩腿下垂，兩手附按在兩膝蓋上，兩足相距一尺，足尖向前，掌心向下，掌指向前，兩臂自然下垂，目視前方，舌抵上腭，自然呼吸（圖1）。接上動作。左腳向左開三寸，兩手緩緩上抬，平臍環抱，掌心向裡，距胸八寸，兩掌相附，然後微吸氣，後掌緩緩向內，掌

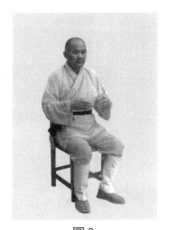

圖 3

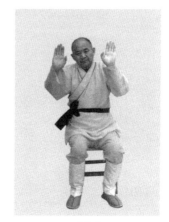

圖 4

貼臍腹，再轉入自然呼吸，氣
沉丹田（圖2）。

第一式　兩手排月

　　接上動作。兩足不變，以
意領氣，上運至兩手，然後變
兩掌心向上，五掌指分開，移
於腹前，形如托月，目視兩
手。意注勞宮穴（圖3）。

　　接上動作。兩手同時上
抬，掌心均向前，掌指分開，

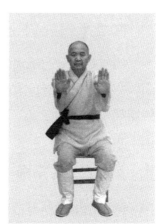

圖 5

位於兩肩前，距肩三寸，高與肩平，掌指向上，目視兩掌，
自然呼吸（圖4）。

　　接上動作。自然呼吸，抖臂推掌，然後掌指前屈，距掌
二寸，目視兩手。意注眉心（圖5）。

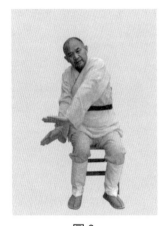 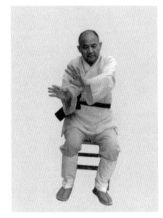

圖6 圖7

第二式 白鶴下水

接上動作。兩手翻掌，掌心向上，分別以腕關節為軸，向內往外畫弧，然後再翻掌，掌心向下，微屈肘，環臂向腹外側緩按，掌心向下，掌指向前，自然呼吸，目視前方。意注上脘穴（圖6）。

第三式 左擺柳

兩手由兩側下方抬臂向胸前右側交會，兩掌間距一寸，掌指分開，掌心向前，掌指向上、距胸八寸，自然呼吸，目視兩手（圖7）。

接上動作。自然呼吸，以兩手腕關節為軸，由右向左下側、反左肩側畫弧，高與肩平，掌心向左，掌指向前，目視兩手。意注合谷穴（圖8）。

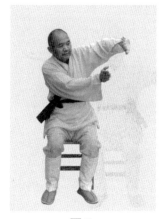

圖 8

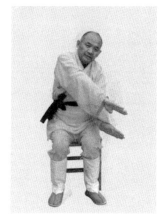

圖 9

第四式　右擺柳

接上動作。兩手抖腕，仰掌，使兩掌心向前，掌指向上（圖 9）。然後由左向下、向右擺掌畫弧，高與右肩相平，掌心向下，掌指向前，兩掌間距一寸，自然呼吸，目視兩手。意注合谷穴（圖 10）。

第五式　白鶴亮翅

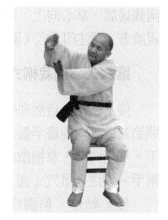

圖 10

接上式。稍調息，兩手由右側滑下，向胸前屈肘擺掌，使兩掌心朝下，掌指向前，兩掌距六寸，目視兩手，自然呼吸。意注外關穴（圖 11）。

接上動作。兩手以腕關節為軸，向內畫弧，然後兩臂向

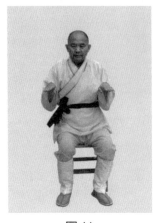

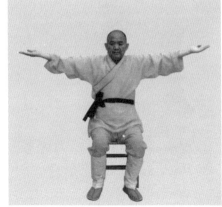

圖 11   圖 12

兩側緩展，掌心向上，掌指向外，目
視前方。意注印堂穴（圖 12）。

第六式　倒栽柳式

接上動作。自然呼吸，兩手以腕
關節為軸，向內畫半弧，使兩掌心向
下，掌指向前，掌指微向內屈，目視
兩手。意注上星穴（圖 13）。

接上動作。稍調呼吸，沉腕垂
臂，使兩手沿大腿外側緩緩下插，兩
掌心向後，掌指向下，目視前方（圖 14）。

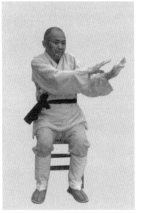

圖 13

第七式　反覆擺柳

坐式不變；兩手由右向左側上方擺手（圖 15）。

接上式。兩手由左側上方向右側下方擺手（圖 16）。

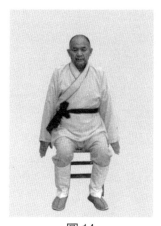

圖 14

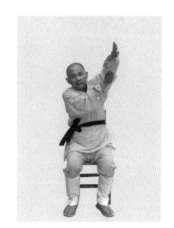

圖 15

149

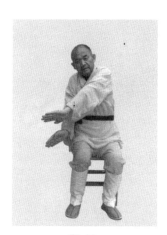

圖 16

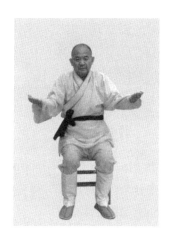

圖 17

　　接上式。兩手由右側下方向臍前交會，使兩手在腹前分別以腕關節為軸，由下向上、由內向外翻掌旋腕，然後使兩掌上移胸中，向兩肘抖腕，屈肘亮掌，掌心向上（圖17）。

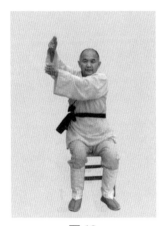

圖 18

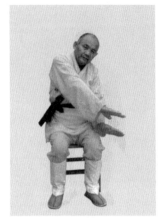

圖 19

接上式。兩手由兩側向右側上方擺掌（圖 18）。

接上式。兩手由右上方向左下方擺掌（圖 19）。

收勢歸原

兩手由右下方向胸前遇會，然後翻掌展臂、屈肘亮掌（圖 20）。

接上式，兩手由內向外再往內畫弧，然後兩手附按膝蓋，目視前方。

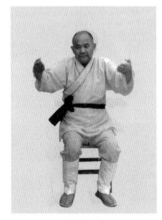

圖 20

第四節　少林童子功

（一）雙手合十

兩足併立，間距二寸；兩臂向內屈肘，兩掌心相對，掌指向上，距胸三寸；胸部挺直，目視前方（圖1）。

（二）屈膝禪坐

以禪床或石鼓、禪椅為基座，緩緩坐穩；然後兩腿向內屈膝插腿盤坐，左腳壓於右腿膝下，右腳壓於左腿膝下，兩足心向外；兩臂向內屈肘，在胸前合掌，掌指向上；挺胸，兩目閉合，留一微縫，下視鼻尖（圖2）。

151

（三）朝天蹬

左腿立地，抬右腿緩緩向右側上方伸蹬；當右足越過頭頂時，伸右手向上抓拿住右腳底；左臂向內屈肘，在胸前亮

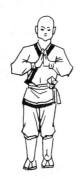

圖1

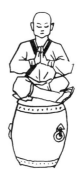

圖2

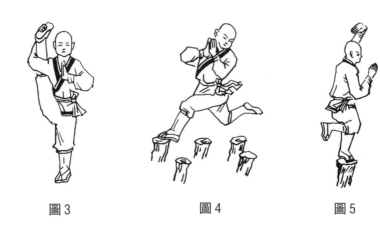

圖3　　　　　　　　圖4　　　　　　　　圖5

掌，五指併攏，掌心向右，掌指向上，目視前方（圖3）。上述動作完成後持續片刻，右腿下落立地，再抬左腿向左側上方伸蹬，左手向上越頭抓拿左腳底，右臂向內屈肘，在胸前亮掌。

（四）踩樁

取直徑三寸左右的木樁五根，布成梅花形（四角各一根，中間一根，距地面二至五尺），埋於練武場。初練時站行二尺樁，漸增到五尺樁。依次演練馬步式、環走式、弓步式、跳躍式等。練至站樁穩固，行步自如，跳步起速著固時，增練單掌、分掌劈掌、撩掌、沖拳、撩打等。久練樁上動作，下樁與人交手時，可顯奇功（圖4）。

（五）單舉掌

一腿站樁、一腿提膝向後；同時兩手由胸前合十，然後站樁腿的同側手向上直臂推掌，掌心向上，掌指向後；提膝

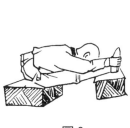

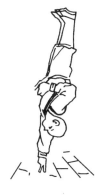

圖 6　　　　　　　　　　　　圖 7

153

一側的手向前屈肘抖腕亮掌，掌心向內，掌指向上，目視前方（圖5）。

（六）抱佛腳

取兩塊相距一尺二寸的木磚或石磚為基，臀坐一塊，兩腿向前伸直，使兩腳跟平著前一塊上；然後上體緩緩向前附貼小腿；同時兩手向前抓搬兩腳，使頭額部盡量靠住腳尖（圖6）。

（七）二指禪功

先一臂向下，以中、食二指點地；然後兩腿向上緩緩倒立，另一手臂向內屈肘抱拳，全身力貫支撐臂指；目視點地兩指（圖7）。

（八）羅漢睡覺

兩足先站在相距一尺多的樁頭上，上體向前；兩手緩緩

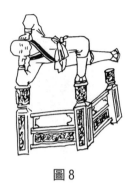

圖8

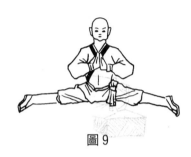

圖9

扶椿；然後左手撐椿，右手鬆把，握拳
屈肘，以肘尖落著椿中心，拳眼頂住耳
前；體向左轉90°，並鬆開左手，屈肘
隨身左移，拳頂耳前，同時右腳離椿，
緩緩伸腿蹬直，使全身懸平；兩眼微
閉，氣貫右肘與左腿（圖8）。

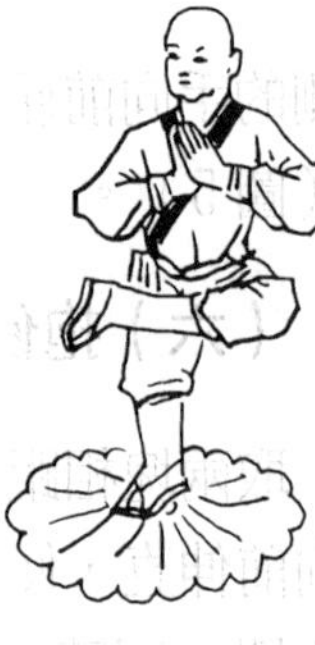

154

（九）起落橫叉

先兩足微開併立，運氣三循，抬左
腳向左移一步，上體前俯；兩手向前按地，支撐全身重力；
兩腿緩緩向兩側移動，漸至臀部坐地，使兩腿叉開；然後兩
手向上、向內屈肘合十，目視前方（圖9）。

圖10

（十）童子拜佛

兩腳站在一個佛墊或禪盆上，一腿立地，另一腿屈膝懸
盤；然後兩臂向內屈肘，兩手在胸前合十；完成動作後頭向
前點，立腿微蹲，目視兩手（圖10）。

（十一）拜佛撲前

先選一較大的墊物鋪好，再盤坐入位；然後上體前俯，使胸、腹緩緩附墊，兩臂微向前屈肘，兩手合十；目視左側前方（圖11）。

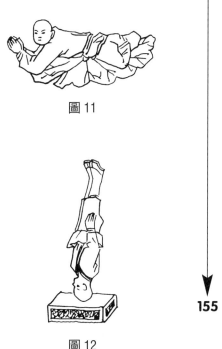

圖 11

（十二）頭倒栽碑

眼前一尺五寸處，置一長方形石座；兩腿併立，上體前俯，以頭頂下栽石座中心；兩手分置頭兩邊扶地；兩腿緩緩向上豎起，兩足合併，使身體筆直；然後兩手慢慢離地，附貼大腿外側（圖12）。

圖 12

155

（十三）單臂扶□

先併步站在一條長凳的一端，然後上體側俯，伸出俯側手臂，拇指與其餘四指叉開，緩緩落著凳子的另一端，身軀繃直，另一手附於大腿外側；目視前方（圖13）。

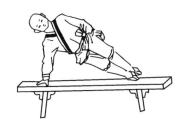

圖 13

（十四）鐵拳伏虎

兩足併步站立，面前置立一石，運氣三循，貫注右拳，然後抬右腳向前上一步，成右弓步；同時咬牙助勁，右拳下砸，劈石裂成兩塊（圖14）。

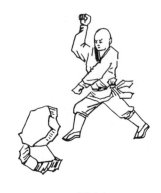

圖14

（十五）鐵叉側臥

以橫叉式著床，上體側仰臥，使臉側面貼附腿、膝上面；同時上側臂向上屈肘，手繞頭抓腳；下側臂向內屈肘，在胸前亮掌；兩眼微閉，留一小縫，目視鼻尖（圖15）。

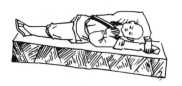

圖15

（十六）蓮花盤坐

以蓮花盆或禪座或禪椅為坐基，先屈膝插腿盤坐，然後用手將左腳搬放在右腿根部上，右腳搬放在左腿根部上，使兩腳盡量靠近下腹肌；兩臂向內屈肘，雙手在胸前合十；挺胸塌腰，兩眼微閉，留一小縫，目視鼻尖（圖16）。

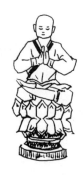

圖16

第七章
少林輕氣功

譜曰：少室輕功藝中精，秘載千秋度英雄。

　　　動則隨氣腦為帥，意領丹田虎力生。

　　　足戴鐵瓦跳砂坑，腕環銅鐲採金星。

　　　怒發一聲四尺高，棄金如毛飄九霄。

輕功難度較大，如縱法上房、飛步越崖、雲腿跳漳、流星步等，都屬此類。

第一節　少林飛毛腿功

少林寺清代著名武師貞俊，在輕功方面功力很深。他傳給德禪法師的手抄拳譜中寫道：「日練千斤腳，霎時飛毛腿。繩星疾跳澗，游線飛懸崖。若知其中妙，鐵瓦戴十年。」貞俊先師 6 歲入少林寺，拜著名武師純智大和尚為師，後又拜輕功先輩濟勤大和尚為習武恩師。專門學武，尤擅輕功。他的具體練法有附鐵瓦、食素、勤走等幾種。

（一）附鐵瓦

貞俊先師從 8 歲起就依照師父的訓教，在兩腿上纏附半

斤重的鐵瓦（左右共一斤）。每天早上四更起床，在千佛殿越跳腳凹，反覆將48個腳凹跳十遍；晚上夜深人靜後，重跳七遍。天天如此，從不間斷。行走、勞做，從不去掉鐵瓦。到20歲時，鐵瓦已增至20～30

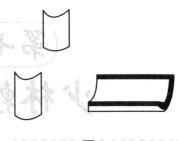

圖1

斤，但走路、練武，仍然輕靈俐索，步行如風。去掉鐵瓦，就能縱步上房，飛崖越澗。鐵瓦形狀如（圖1）。

（二）食素養生

貞俊先師練輕功的第二絕招，是養生法，他長年食素以養生，每天主食一斤，從不暴食暴飲，不飲酒，不動肝火。

（三）勤走步

早晚迎星走，飯後百步遊。他每天四更起床，出北門，以小快步到五乳峰返回，約一個時辰，不誤上殿。每至夜靜更深，他出山門翻越少室山，經二祖庵回寺。

第二節 少林跳砂坑功

跳砂坑是練縱身而上的基本功。方法是，在地上挖一個深三尺五寸的砂坑，在坑內墊石砂一尺厚，使坑底砂面約二尺半左右。練功者腿上纏附鐵瓦或砂袋下坑。起跳前先做腿膝活動3～5分鐘，然後面向南挺身站立，運氣三循。右腳

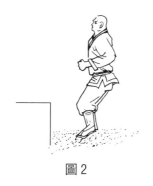

圖2

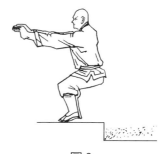

圖3

向前上半步，吸氣，收腹，使氣聚丹田，兩手握拳，抱於腰間（圖2）。

　　先抬左腳，後起右腳，發氣縱步上跳，跳出坑後前腳掌先著地。在全身騰空躍上地面時，兩拳變掌，並於身體兩側向前平展，目視前方（圖3）。

159

　　稍停片刻，兩腳同時離開地面，而後倒跳下坑。每天早晨、上午和下午各練跳 15～20 次。如不能順利跳出，可在坑底再墊石砂半尺。如能順利跳出，可逐步加長砂坑。當順利跳到四尺至四尺半甚至五尺時，去掉兩腿上砂袋或鐵瓦，便可縱跳上房（練此功時用鐵瓦不如用砂袋好）。

第三節　少林流星步功

歌訣：

那羅傳下流星步，起足就如蛇竄路。

形如流星畫天河，快如疾風雲間度。

少則燭香三十里，多則百里不為奇。

僧採藥登五乳峰，眨眼望背無蹤影。

流星步的基礎功法是裹砂腿。

先用布縫成細長條袋，袋的規格為一尺三寸、一尺、三寸三種，每個小袋的粗細皆為八分，袋內填砂半斤。

也可縫成連袋，有二連、三連、四連、五連、六連、七連、八連等幾種（圖4）。

練習者可穿一條衫褲或先用細白衫纏於小腿，然後再取砂袋裹於小腿，外穿衣褲覆蓋，即可演練。

初練者可兩腿各裹一條，纏附於小腿後，每靜臥或入睡時棄之，練一月後，逐漸增裹砂袋數量，直到增裹至六連袋（兩腿共計6斤）時，轉入練跑。每日早晨練跑二里，漸增至十里，約需20分鐘，日久而成。貞俊先師曰：「流星步功練亦恆，滿戴砂石練苦功。腿吊砂袋千斤重，棄揚立感一身輕。戴石十斤行十里，棄袋易馳百里程。若恆可成流星腿，半途而廢不成名。」

練流星步法，切記十禁：其一禁常坐臥，以避氣滯血淤；其二禁裹袋緊僵，絡脈凝鬱；其三禁臥眠戴袋，避氣血內傷；其四禁瘡疽纏帶，避肢疾惡化；其五禁飽後練跑，避傷斷胃腸；其六禁七情逆盛，避傷體腑氣血；其七禁急於求成，避勞極傷筋；其八禁淫酒葷辣，避傷敗宗氣；其九禁忘而中衰，避半途而廢；其十禁恃技非為，避敗壞少林繁榮。

注意每日要先服「暢通氣血藥汁」一杯，再取「下部功湯洗水」浴洗腿腳後，方可練功。

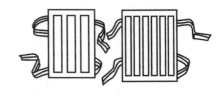

圖4

第四節　少林二指禪功

二指禪功是少林武術的傳統功法，又稱剪子功、大力金剛指功、鷹爪擒拿手、點穴手等。在練功中以中、食二指為專，所以練成此功後手指堅硬如鐵，用於技擊勝於拳、掌，用於戳擊、爪拿、點扣對手很有實用價值。

（一）內功練習法

雙腳開立，與肩同寬，身體正直，全身自然放鬆，眼睛輕閉，舌抵上腭；左右手上下相疊，手心向上，雙手大拇指相觸，貼靠於丹田（指下丹田，臍下 1.5 寸處為中心）；雙膝稍屈，排除雜念，開始用鼻做長、勻、細的深呼吸（自然呼吸）。意守丹田處，意想丹田裡有一團火在燃燒（圖5）。

這種意念最好做到有意無意、自然而然，這樣才會使練本功時鬆靜自然，無雜念。此式練 15 分鐘，時間長些更好。在收功時，兩手相擦至熱，再以雙手擦臉。

（二）內外功兼修法

1.預備式

雙腳開立同肩寬，雙手自然下垂於體兩側（圖6）。

眼睛輕閉，舌抵上腭，自然呼吸，全身放鬆，意守丹田

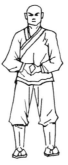
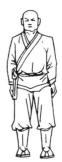

圖5　　　圖6

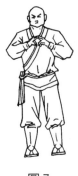
圖7

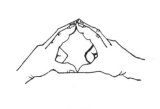
圖8

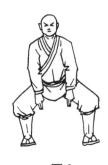
圖9

半分鐘。

2.勁功

雙腳開立同肩寬，雙手大拇指、中指和食指三指指尖相對（圖7、圖8）。呼氣時三指相對用勁，呼氣同時要想像丹田之氣經指尖沖出，吸氣時用意念將氣引至丹田，但不能鬆勁。接做第二次。呼氣時要一次比一次增勁，吸氣不能鬆勁，呼吸次數越多雙手指間相對越緊。本式要求初學者由9次、18次、27次、36次，最後增到45次為宜。

3.插功

雙腳開立成馬步；左右手無名指和小指屈握，大拇指抵壓無名指和小指上成剪指式，向下伸直，指尖朝地；吸氣時右手上提至胸前，指腹朝內，呼氣時右手剪指向下插（圖9）。接著吸氣，左手上提，呼氣時左手剪指向下插，呼氣要用勁，吸氣不能鬆勁，如此左右手互換相插（圖10）。意念、要求、練功效數同上式。以後要逐漸增加至左右手各插45次為宜。

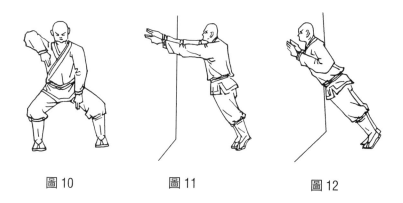

圖 10 　　　　　 圖 11 　　　　　 圖 12

4. 撐功

雙手中、食指指尖頂撐牆壁，與肩同寬（圖 11）。雙腿伸直併攏，身體要正直，眼睛輕閉，舌抵上腭，排除雜念。吸氣時，雙臂彎曲，使上身貼近牆壁（圖 12）。呼氣時，雙臂慢慢推動身體，離開牆壁，雙臂伸直，不要使支撐的手指移動。接著做第二次。呼氣時要一次比一次用勁，吸氣不能鬆勁。如此演練，繼則用中、食二指支撐 10 分鐘，則此功欲成，算有了火候。接著用單臂的中、食二指練撐功。手互換，雙臂中指撐，雙臂食指撐。在平時休息間可多練此式輔助指力。練到能單臂二指和雙臂一指撐牆支撐 10 分鐘後，則可接換下式練習。

5. 指功

全身俯臥，中、食指撐地，與肩同寬；身軀及雙腳併攏伸直，兩腳腳尖著地，全身成一直線；眼睛輕閉，舌抵上腭，排除雜念。雙手中、食指撐地隨呼吸推動身體，似體操中俯地挺身。吸氣時，雙臂彎曲，使身體貼近地面（圖 13），同時用意念將氣引至下丹田。呼吸時，雙臂慢慢推動

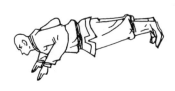

圖 13

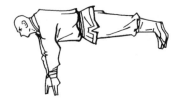

圖 14

身體，離開地面，雙臂伸直（圖 14）。呼氣同時，想像丹田之氣運於肩窩腋下，經手臂至指尖從足點出。指尖不能移動。接做第二次。練至能僅以中、食指支撐身體做俯臥撐 45 次，以後則可陸續用磚或在其他物體上將腳墊高，練至能將身體全倒立練功（圖 15），則此式完成。

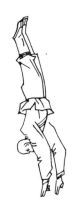

圖 15

6.禪功

左臂中、食指撐地，右手成剪指，直臂向側上平舉，雙腳交剪伸直靠在地上，右腳在下，左腳放於右腳腳背上。身體要保持成一直線，隨呼吸使身體上起下伏。吸氣時，用意念將氣引至下丹田，左臂彎曲，身體貼近地面，右臂成剪指，屈在肩前（圖 16）。呼氣時，左臂慢慢伸直，使身體離開地面，右手成剪指用力向外擊出，目視右指（圖 17）。呼氣同時想像丹田之氣經指尖沖出。如此左右手反覆互換練習，練到能左、右手各僅用中、食二指支撐 45 次，以後則可陸續用磚或在其他物體上將腳墊高。練至能以單臂中、食指支撐身體全倒立（圖 18），則大功告成。

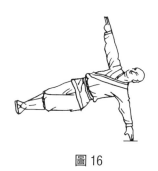

圖 16

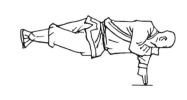

圖 17

（三）外輔功

1.俯撐功

全身俯臥，雙手十指尖及雙腳趾尖著地，支撐身體，身體應成一直線（會陰穴與百會穴對直），自然呼吸，做上起下伏動作（圖19、圖20），力盡而止。逐漸增加次數。隨著指力的長進，陸續將小指、無名指、大拇指減去，最後能僅以中指或食指一指支撐著身體練習。

2.側撐功

一手五指指尖撐地，雙腿伸直併攏與身體成一直線做上

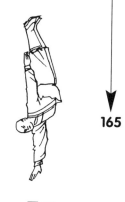

圖 18

165

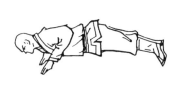

圖 19

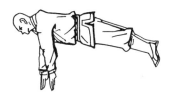

圖 20

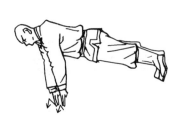

圖 21

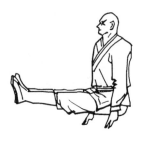

圖 22

起下伏動作，自然呼吸、力盡而止。隨著指力的長進，陸續將小指、無名指、大拇指減去，最後能僅以單臂中、食兩指支撐著身體練習。

3.撲跳功

全身俯臥，雙手指尖和雙腳趾尖著地支撐身軀，做下伏動作。上起時雙手及雙腳用力向前撲蹦跳（圖 21），手指、腳趾要同時落地，身體始終要保持平直，自然呼吸。隨著指力的長進，按上式依次減指，以後能以中、食指支撐著身體練撲跳功。

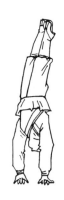

圖 23

4.引體功

雙腳併攏向前伸直，然後成坐姿，用雙手十指在體側撐地，使整個身體向上懸空提體，自然呼吸，力盡而止。隨著指力的長進，按上式依次減指，最後僅以中、食指撐地引提整個身體進行練習（圖 22）。

5.倒立功

雙手直臂用掌撐地倒立，雙腳併攏貼靠牆壁或樹（圖 23）。

第八章
少林硬氣功

>>>>>>>>>>>>>>>>>>>>>>>>>>>>>>>>>>

少林寺眾僧在演練內氣功收益的基礎上，受歷史及環境的影響，逐漸發展到演練硬氣功，實際上是保護寺院財產和人身安全的需要，寺僧不得不演練特殊的武功。

千多年來，寺僧演練硬氣功的內容十分豐富，如掌切磚、掌開石、指切石、指搗石、肘開石、鐵布衫、金剛拳、金剛腳、鐵頭功、鐵掃帚、上刀山、臥釘床、銀槍刺喉、五朵金花、鐵脖子、腹臥鋼叉、和尚撞鐘、汽車過身、銅砂掌、一指禪功等。

167

特別需要指出，少林硬氣功不是什麼人都可以隨便練習的，如鐵頭功等，練不好極易出危險。在此告誡愛好者，列出此章的目的是為了讓讀者了解此功法，真正演練，必須在專業人員的指導下循序漸進。

第一節　掌切磚功

歌訣：

> 單手切石磚，七十二藝參。
> 四更砍米袋，星滿砍床板。

午時砍飯桌，餐後環臂砍。

皮破血花飛，春冬苦研練。

遊步砍木人，縱橫劈偶臉。

苦練一百天，單掌能切磚。

初練此功易受傷，但不要灰心喪氣，要堅持研練。一般晚飯後宜遊步 50 丈，每步 5 尺，50 丈即 100 步。遊步宜在大廳內栽一木人，以其為敵，用手掌向其面部縱擊橫打，勁力適中。這是練手掌硬功的有效方法。努力練習百日，單掌切磚可望成功。具體練習方法如下：

一、室內練習

可在室內練砍床板、砍牆壁、砍門栓、砍桌面等。每天早、午、晚，以手掌後谿穴一側用力砍硬物。每日砍 30～50 次，練百餘日。

二、室外練習

可在樹幹或木樁上吊一個 30 斤的砂袋，高低與練功者心口相平。每日四更或深夜，面對砂袋，距一尺遠，站似弓步勢，出右手砍砂袋 50 次，再換左手，砍 50 次（圖1）。左右輪換砍之，練

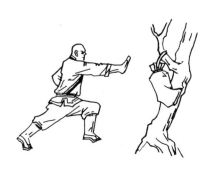

圖1

百餘日。

三、砍木人

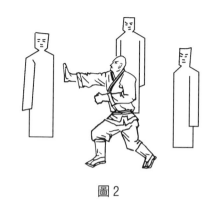

圖2

用棗木或柿木，做成與練功者高低相等的3～5椿木人。三個木人栽成三角形，間隔5尺，站在中間。練功前先將手用「少林如意湯」藥汁浸洗，然後面對木人，以左右手輪流砍擊，隨後轉身回掌砍擊後立的木人（圖2）。此為一環。三環為一周功，每次練5～15周功。

五椿木人則栽成梅花形，練功者入其內練習串打，木人間距為一尺三寸。

以上都是練單掌分磚的基礎功法，必須循序漸進，艱苦磨練。再以左手拿磚，站弓步椿，運氣充盈兩手時，掌與磚同時對擊。磨練單掌分磚之功，約百天左右可以成功。先劈一塊磚，成功後，再將兩塊磚合在一起，練單掌劈分兩塊磚，以至更多。

第二節　拳開石功

歌訣：

> 緊握一對拳，練劈西華山。
> 初練砸木板，日久變鐵拳。
> 對磚臥拳打，鑽牆頂擊拳。

劈拳借氣力，石頭分四瓣。

苦練三十年，真功亦非難。

肉拳分石是少林硬氣功中最難練的一種功，需練功者意志非凡，百倍苦練。其方法為：

每日清晨或晚間，先運氣三周，意守丹田，然後疾發貫拳，砸屋內牆壁或木板五十至百次（圖3）。約練3～5個月才能初見功效。

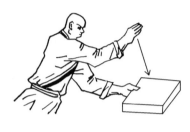

圖3

每日百餘次而不感覺手指疼痛時，開始練砸磚塊，每天3～4回，每回50次。磨練3～4個月，能夠把磚塊砸爛時，再改練砸石塊。此功更難，要艱苦磨練10年、20年、30年，甚至更長時間，直到拳頭落下而石塊四裂，才算成功。

第三節　鐵頭功

（一）拳擊頭

每日早晚，內服「行功內壯丸」一粒，並用練功洗手藥將手浸洗。以馬步樁式立定，運氣三周，氣沉丹田，意守太陽穴。以單拳或雙拳重擊兩額角（圖4）或頭頂等部。每次擊

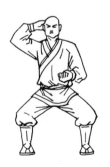

圖4

打 30～50 下。三個月後，增至 100 下，一年後增至 300 下。依次連續苦練 3～5 年，可望成功。

少林寺清代著名武師湛舉大師曰：

拳捶千次頭如鐵，亦可撞碎石壁也。

亦名鐵頭破石崖，若撞賊身立時裂。

（二）棒擂頂

棒擂頂功是繼拳擊頭功夫後的一種練頭硬功。先選堅韌質硬的棗木、檀香木或柿木，做成長一尺五寸、直徑二寸、表面光滑的棒槌一對。練前服「行功內壯丸」一粒，兩手握棒，以三圓式站立，運氣三周，氣沉丹田，意守百會或前頂穴，行單棒擂頭，力由輕到重，速度由慢到快。初練每日早晚各一次，每次擂 30～50 下。三個月後增至每次 50～100 下。一年後增至每次 100～300 下。堅持苦練三年，此功可成。

（三）頭撞壁

此功須在練成拳擊頭和棒擂頂二功的基礎上練習。先服「行功內壯丸」一粒，用黃酒送下。片刻，面對土築牆壁，運氣三周，氣沉丹田，意守百會，以頭碰壁（圖5）。初練每日早晚各一次，每次碰 10～15 下，其勁力由輕至重，其速度由

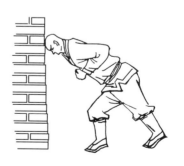

圖 5

慢到快。按上法練到三個月後，改為每次碰 50～100 下。半年後增至每次碰 100～300 下。依此苦練三年。

當距土壁三尺，向前躍步以頭碰壁不感痛時，改為練碰磚壁，每次碰 10～15 下，逐月增數。練至一次碰 300 下而不感頭痛時，改為距三尺之外向壁躍步猛碰。仍然不痛時，此功告成。

凡有下列病症者禁練此功：

①腦痛者；②肝陽上亢者；③頭上生瘡者；④羊角風者；⑤頭發燒、頸發紅者；⑥精神異常者；⑦年老體弱者。

第四節　鐵臂功

（一）歌訣

少林真傳鐵臂功，銳意磨練持苦恆。

練成兩臂硬如鐵，寒暑不停練十冬。

（二）練法

①初練時在屋內栽圓滑木樁，用臂輕輕擊之。要反正擊之，左右臂交換練習，裡外反正擊之，每一臂要練習擊打四面，須使內外一周都練到。每日行數次，漸漸增加擊打次數十次、數百次，乃至千次以上，由輕至重，逐漸用猛力擊打。

②逐漸過渡為擊樹。由於樹幹粗糙，凹凸不平，初擊時與之摩擦，皮膚最容易腫痛，仍應按日練習。至兩年之後，即可以不痛，越擊打越有力，兩臂也越堅硬。

③練過擊樹幹兩年後，再換成圓石柱，天天用兩臂反正左右擊打，苦苦修練，朝朝拼搏，兩臂輪換交替擊打石柱。

④擊過圓石柱以後，再漸漸換成有棱角的石柱，左右兩臂交替輪換擊打，按法周轉擊之。每天練習由數十次至幾百次，至千次以後，仍繼練習，銳意拼搏。

⑤至單臂一揮把圓石柱打斷時，仍然按法擊打棱角石柱，每天擊打不停。

⑥至單臂擊斷有棱角的石柱時，仍然不可間斷，繼續擊打之。此時兩臂似鐵石之堅，用以擊人時，重則筋斷骨折。如遇刀劍棍棒，單臂一揮，也能把其摧折。就是赤手空拳，也不至於敗陣。

（三）功法略解

①鐵臂功是少林寺七十二藝中硬功外壯之功法，完全屬於陽剛之勁，是專門練習臂部的功法。

②少林拳譜云：「臂乃全身之門戶，宜閉不宜開，開則身法鬆懈渙散，敵人即可揭掀，更可挑架，從而對我之身無利，則難以保護。宜以氣應之，臂力使向上，則氣吸向上；臂力使向下，則氣要降下。臂力若開，則隨身法迅速相轉，切不可使孤行為要。」拳諺曰，「運之於肩臂，意氣勁貫通」，「擰腰順肩，急旋臂」，著重強調臂在少林武術身手功法中起著重要的作用。拳譜曰：「手臂本是兩扇門，對陣全靠腿打人。」

③少林武術技擊中，經常用臂部的橈骨和尺骨側邊作進攻和防守用，如由裡向外的格臂、由上向前的壓臂、由上向下的沉臂、由下向上的架臂、由外向裡的勾臂、抓拿敵人的

裡旋臂和旋臂、由下向前的頂臂等。

與對方手臂互相攻防時的技法稱為搶手。搶手的方法是你架我即占，你占我即保，你保我即奪，你奪我即拆，你拆我即換，你換我即搭，你搭我即過，你過我即抽，你抽我即纏，你纏我即抹，你抹我即栽，你栽我即撐，你撐我即架。往返循環，變化多端，勢如海水，滔滔不絕。

少林武術對於人身之兩臂，無論是進攻或者是防守，都要保持住一定的幅度、彎曲和距離，即保留一定的活動餘地，以利於技擊實戰中手法的迅速變換。

④鐵臂功鍛鍊的實際部位有：肩背（三角肌、岡下肌等）、上臂（肱二肌、肱三頭肌等）、前臂（肱橈肌、橈側腕屈肌、掌長肌、尺側腕伸肌等）、肘（肘肌）及腕部（肌腱）等。

練習鐵臂功，可以使臂部粗壯有力，肌肉堅硬，骨骼結實堅硬如鐵，韌帶靈活堅韌，對外界適應能力強，而且還可在練習中，逐漸增強手臂部肌肉在力量硬度對抗時的勁力感覺。也可以增加上肢肌肉的爆發力，使手臂在運動過程中以及技擊應用時堅實而不滯，剛硬而不僵，迅疾靈敏，運用自如。內練一口氣，外練筋骨皮，達到揮臂斷鋼柱的練功目的，從而在攻防實戰中發出巨大的威力。

⑤對於練習此功的基本要點，少林拳譜有言，此種功夫，見效極速，並且練法也簡便易行，成功也很容易，兩年可見初步成效，五年已可大成，若十年苦練功可臻絕境。

⑥練習此功，必須持之以恆，不可間斷，更不可忽熱忽冷。要按時用洗藥，使皮肉筋骨少受損傷，促進血液循環。要以學而不倦、練而不厭的精神從始到終。

第五節　鐵掃帚功

（一）歌訣

掃帚功夫威力顯，黃風捲地一溜煙。
兩腿堅硬如鐵棍，掃中敵人筋骨斷。

（二）練法

①練習鐵掃帚功，每天先站馬步樁勢（圖6）。站至力盡時，略散步，待力量恢復時，再繼續依法站樁。初練時間不要過長，以後慢慢延長時間，至馬步樁站到兩個半小時仍然不覺疲勞時，則第一步功夫已成功。因為練習馬步站樁式，是以練三盤穩固、五體堅定為主的，練習日久時，兩腿堅實有力，非尋常之人可比。

②在經常走的路上埋栽木樁，或者距離略遠處埋栽數根，用腿橫掃木樁，先用前掃腿掃木樁（圖7）。

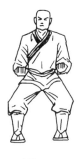

圖6

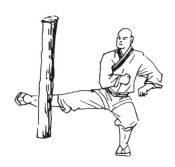

圖7

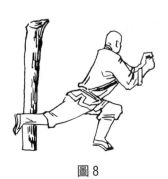

圖8

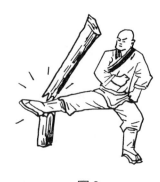

圖9

③按上法經久練習不可間
斷，再用後掃腿掃擊木樁（圖
8）。兩腿的四周都要練習，
只有前、後、裡、外四面都橫
掃木樁，才能練習得堅韌有
力，若有一處不到，則軟弱無
力，不能應敵，所以要均衡練

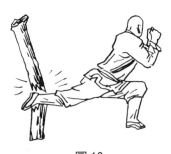

圖10

習。至於練習一條腿的功夫，
或者練習兩條腿的功夫，可由個人視情況任意選擇。

④練至日久功深時，用前掃腿橫掃木樁，腿到而樁即斷
（圖9）。

⑤繼續練習不斷進步，用後掃腿掃打木樁，木樁當即折
斷（圖10），此第二步功夫業已成功。每見木樁掃擊數
次，初習時筋肉紅腫疼痛，但要堅持磨練，日久年長時，就
可堅肌肉強筋骨，不覺疼痛。漸漸木樁動搖，終久被打斷。
再栽粗木樁，按上法繼續練習，慢慢又被打斷，如再打細木
樁時則可立斷。

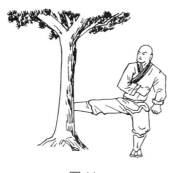
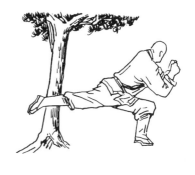

圖 11　　　　　　　　　　　　　　　圖 12

⑥打過木樁後，再用腿打大樹，先用前掃腿橫掃大樹
（圖11）。要使腿前面、裡面、外面、後面全練到。

⑦再用後掃腿掃擊大樹（圖12）。要使小腿後面、外
面、兩面全練到。總之，要使腿的四周都能得到練習，才稱
得上是全面鍛鍊。

⑧剛開始掃大樹，如螻蟻登泰山，蜻蜓撼石柱，見功很
慢。四至五年後，用前掃腿掃擊大樹，腿掃到時，則枝頭弱
葉，即可被震動，繼而樹幹受到震撼。至腿功到爐火純青
時，掃腿到處，樹則搖搖欲倒，漸可葉落幹枯。

⑨用後腿掃擊大樹，經日久時，則腿掃擊到樹身，樹則
搖搖欲倒，漸漸幹落枯葉而死，此時腿上功夫則告成功。

（三）功法略解

①少林鐵掃帚功法，是少林七十二藝中硬功外壯法，純
屬陽剛之勁，為專供練習兩腿部的重要功法。

②少林拳譜云：「腿者，支撐身體，載一身之重量，使
身靜如山岳，收盤安穩之效。動似江河，無絲毫遲滯之餘。

舉止鎮靜而不亂，動作平穩而不搖，氣不上浮，故無上重下輕之弊，足不虛蹈，即少有腿顫之患。」

初學武術者，因腿部無功，以致如木之無根，身若風搖，自有隨動而倒之現象。精於武術者則不然，每姿勢，其根在腳，發於腿，主宰於腰，行於手指，遂能得機得勢。故練腿之法，乃為當務之急。

又云，管腳之力得法，說明腿亦有功。宜懸而縮，宜活而硬。要尋腰藏陰而帶曲尺樣，這就是所謂的下緊密。拳諺「手是兩扇門，全憑腿打人」「打拳不溜腿，必是冒失鬼」「三分用拳，七分用腿」「若用腳打人，全憑連環腿」等等，均說明了腿（腿法）的威力及在少林拳中所起的重要作用和地位。故此歌訣曰：「前腿要弓，後腿要蹬。弓步如弓，蹬步如釘，弓釘相合，力蓄其中。靜像山岳，穩盤固重，千鈞大力，牽我不動。」

③少林拳在技擊中首先要明確五要，即手、眼、身、法、步五法。而腿法所重要的是指腳尖、腳跟、腳掌、腳內側、腳外側、小腿內側、小腿外側等部。在攻防實戰中，腿腳的威力是特別大的，比手臂之力大三至五倍，並且容易隱蔽，使對手不易覺察。還可對人身上、中、下三盤部位進攻，上邊可踢頭與胸、背部，中間可踢腰與腹、陰部，下邊可踢膝蓋和小腿部。腿法一旦使出，其靈活多變，踢中就可挫敗對方。所以，少林拳術著重講究腿法的練習。巧妙有力的腿法，自可應戰有力。

④少林拳術中的腿法有很多種，但以彈、蹬、踹、點、鑱、纏、拐、錯、勾、踢等腿法為主，有裡合、外擺、後撩、倒踢、前掃、盤踢之分，還可結合騰空跳躍的勁力，施

飛腳、擺蓮、箭彈、踢蹬、側踹、扣踢、旋踢、旋子、旋風腳、空翻等常用腿法，均可上下前後左右相互使用。如果平時不加強練習腿法，在實戰應用時，就會有速度慢、軟弱無力的現象。

就是踢出腿以後，支撐腿力如軟弱不穩固，不能迅速收回踢出之腿，最易被敵抄腿摔倒。所以，練少林拳首先要練習好腿法，方可見成效。

⑤對於腿的練法，第一要先注意壓腿、踢腿等，勤柔膝蓋，增加關節韌帶的柔韌性和靈活性。第二要堅持苦練，不怕痛苦，加練鐵掃帚功、拍木樁功、踢沙袋、勾掃樹木等功法，使腿法具有很大的力度、速度和堅硬度，才能充分發揮腿的技擊威力，制服頑敵。

⑥練腿注意事項：練習腿法時，雖然是持之以恆苦練，但也要巧練，不能拼命蠻幹。如果過於急躁，急於求成，則有時出現韌帶拉傷、關節扭傷等毛病，很難恢復，影響功法練習的進展，不僅不進步，反而會造成退步。

此外，練過以後，要慢慢放鬆，不可突然坐臥，這樣會造成韌帶僵硬，失去靈活性。拳諺曰：「練多不如練少，練少不如練好，練苦不如練巧，練巧不如練妙。」表明用腦揣摩鑽研之重要。拳譜云：「練武先練心，練心先練身，心動全身動，身動氣血臨。」練鐵掃帚功夫，也要用心練才能見成效。

⑦練習此腿功至堅實後，可用於掃擊強敵和拂擊敵人武械。力量用在小腿上，如被群敵圍困，以腿橫掃之，群敵腿部受擊則筋折，當即解圍。

第六節　金剛腳功

（一）歌訣

兩腳踢起快如風，上下翻飛力無窮。

單踢砂袋兩百斤，腳踢暴客無影蹤。

（二）練法

①先用布做成袋，內裝細砂，由每個 10 斤開始，兩腿交替踢起。

②再把砂袋加重 10 斤，共重 20 斤，仍然能順利踢起。

③經過精心苦練，日增力氣，再增加砂的重量，砂袋可加至 40 斤，兩腿練至能順利交替踢起。

④又經過一段苦練，砂袋的重量增到 80 斤，兩腿仍然可以輪換踢起，運用自如。

⑤天天苦練，月月增加袋的重量，砂袋加至 160 斤重，還是兩腿踢起自如。

⑥逐漸練習，至砂袋增至 200 斤仍能踢起時，功夫告成。練此功前後要經 10 年至 15 年的時間，辛苦萬分，千萬不可中途停輟，否則將後退不前。

（三）功法略解

①腿踢功是少林七十二藝中外功的硬功外壯法，純屬陽剛之勁功。

②少林腿踢功法在少林拳擊散打中，也是一種必須學習

的重要功夫。拳譜云「南拳北腿，各有特色」，說明南方的拳術著重用拳進攻，北方的武術即指嵩山少林寺的武術講究用腿為進攻對手的有力武器。北方重用腿是因腿長力大，既有進攻能力，又可遠處踢人，反、正、左、右、前、後都可隨時踢擊對方。拳譜云，「寧挨十捶，不挨一腿」「十捶打不傷，一腿命無常」「發出連環腿，擊敵如灰」，都是說腿在實戰中的重要性和威力。

③在少林武術技擊實戰中，要想使腿法應用靈便，必須練習腿踢功法。只有持恆苦練，晝夜用功，才能使腿部肌肉堅實，筋壯骨硬，應用到實戰上也能踢擊快速有力，踏地穩固，為戰勝對方打下基礎。否則即使會踢腿，也是無力，速度也遲慢，支撐腿也踏立不穩，易失去良機。

④練習腿功夫的要點：要循序漸進，不可操之過急。砂袋由輕而重，逐日增力，月月增重，不可增加過猛，否則不但功效難成，還會傷損筋骨，甚至致傷內臟。按前人所秘傳功法練習，則萬無一失。

功成後，如與敵交手，踢中即飛出數丈，輕者疼痛紅腫，重者傷筋斷骨，甚至喪命。

第七節　銅砂掌功（竹葉手）

（一）歌訣

銅砂掌法似利刃，朝夕擦搓鐵砂包。

拍擦旋搓功法成，掌削歹徒命難逃。

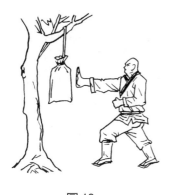 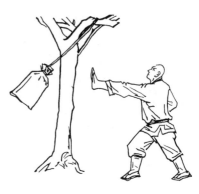

圖 13 　　　　　　　　　　圖 14

（二）練法

①用粗布雙層，縫成二尺至三尺見方的布袋，裡邊裝入鐵砂雜以尖銳的鐵片。初練時每袋裝鐵砂 40 斤，用堅木或高樹為架，高達二尺開外，用鐵索或粗繩繫住鐵砂袋，懸吊於木架上。練功者立於架側邊，騎馬或者弓步站式舉掌拍擊之（圖 13）。

因內裡的鐵片尖銳，鐵砂又粗糙，最容易擦傷皮膚，應不怕吃苦。開始時每擊拍一下，砂袋微微蕩動，以後漸漸蕩遠，由寸許加至尺餘，以至能蕩出一丈遠至兩丈開外。在鐵砂袋來回之時，可用掌在旁邊攔之，勿使砂袋蕩向外側。待砂袋著掌時，則用力向前搓擦，使鐵砂袋在面前靈活旋轉（圖 14）。

旋轉穩定以後，再用掌拍擊向外，蕩回時再按上法搓擦。練到不覺費力氣的時候，即可增加袋內鐵砂重量。

②鐵砂袋的砂子增加 30 斤到每袋重達 70 斤時，仍然按

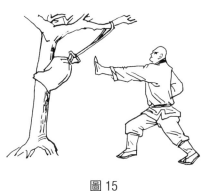

圖 15

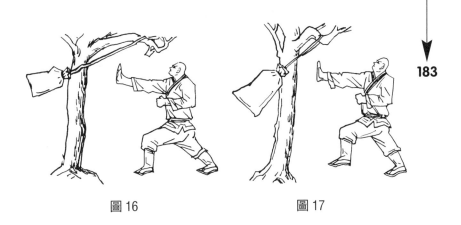

圖 16   圖 17

上法練習（圖 15）。練習數月以後，鐵砂可再加 30 斤。

　　③到鐵砂袋重量達 100 斤時，仍然按上法拍擊搓擦，繼續苦練（圖 16），逐日修練，月月增加鐵砂。

　　④經過數月後，袋內鐵砂又增加 30 斤，全袋重量達 130 斤，仍按上法練習（圖 17）。應能應勢而出，旋轉運用靈便。

⑤又經過數月，至砂袋的鐵砂又加 30 斤，鐵砂袋的總重量達到 160 斤時，仍按上法拍出盪回，搓擦旋轉，回環自如，不費力氣（圖 18）。

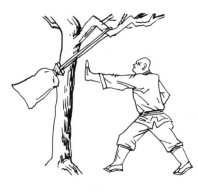

圖 18

⑥直至逐日苦練，力量增大，月月加大砂袋的分量，增長到袋重 190 斤的時候，能隨手將其拍出兩丈以外，任意接攔旋轉搓擦，並可旋轉圓化，拍成甩開半月形仍然不費力時，功夫便大告全成。前後約費 8 年功夫，以後仍要繼續堅持，不可停止，停則不進而後退。

（三）功法略解

①銅砂掌功法是少林七十二藝中硬功外壯的功法，屬陽剛之勁路，又名鋼砂掌、竹葉手。專練兩掌部的功夫，是殺手之功夫。

②銅砂掌功法在少林拳術技擊中，起著重要作用。功夫練成後，觸物物即毀，觸人人即傷，雖不如陰拳功夫和一指禪等陰功的殺傷力強，但一抵觸之間則有傷亡的危險。它與朱砂掌等功用相同，因此，練習者以只練習左手為宜，若是兩手全成功，定要慎重使用。

如少林寺明代高僧廣順老和尚苦練銅砂掌四十餘年，一日有江湖高手來訪，廣順用手向牆上一擊，牆壁當時出了個深洞，磚頭俱粉。江湖高手驚嘆而去，並曰：「少林寺功夫

真是名不虛傳，仍居武術之首，是武學之淵源，令人敬佩矣。」銅砂掌功夫一直是少林寺武僧每日練的重要功法。

③練此功法，要遵武德守戒約，要有禪佛慈為懷的善念，不可輕易出手。只有真正遇到歹徒惡敵，才可以出手制服，為百姓懲罰壞人，扶助善良好人。或者偶遇攔路劫奪的盜賊威脅生命時，才可以自衛還擊，挫傷盜賊。

④此掌功是以掌擊人的一種功夫，殺傷力很強，最好是練習左掌一隻手。惟恐兩掌齊練成功後，不留意而傷人。要求練習者既要練好功夫，又不可恃技欺人。

第八節　鐵布衫功

（一）歌訣

鐵布衫法是苦功，木槌擊打鐵槌楞。

練得通身堅如石，不怕棍棒和利鋒。

（二）練法

①先用軟布條捆好胸、背，多圍幾周，紮結實（圖19），然後用手著力擦摩。

②馬步站穩，前臂屈肘，內收，架於兩肩外側，又做伸屈收回，不斷屈伸，做胸部開合狀，最後收於兩肩外側（圖20）。

③馬步站穩，兩臂向兩側伸直，向

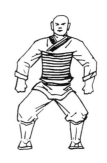

圖19

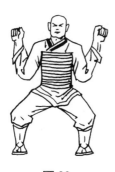

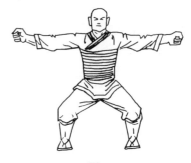

圖 20   圖 21

186

外漲力，屈回再伸開（圖21）。

　④到夜間可用木板為床（榻），使骨骼與堅硬的物體相接觸，日久天長，漸漸骨骼、肌肉便練習得結實堅硬（圖22）。初練時痛苦，習之既久就不疼痛了。

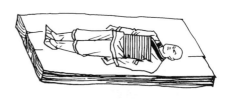

圖 22

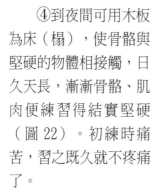

　⑤然後在院立鐵槓，下挖淺坑一個，鋪上尺多厚的細沙，每日早晨，握鐵槓練習各種不同姿勢，如上槓盤折、撐臂等（圖23）。

圖 23

　⑥放下鐵槓子，在木樁上盤、抱、摟、打擊、踢碰等

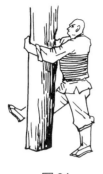

圖 24

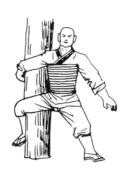

圖 25

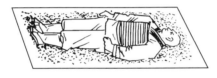

圖 26

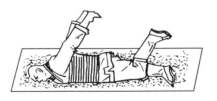

圖 27

（圖 24）。

　　⑦繼續施靠、貼、挨、外抱、腿盤等練法（圖 25）。

　　⑧睡在沙裡，仰臥練習（圖 26）。

　　⑨睡在沙裡俯式練習（圖 27）。肩、胸、腹、臀部可以向沙中跌撲，使上身各部都接觸沙。練習五年後，將纏繞

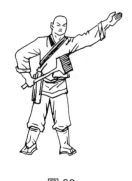 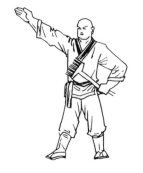 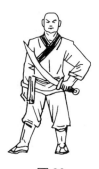

圖28　　　　　　　　圖29　　　　　　　　圖30

的棉布條去掉。

　　⑩去掉棉布條以後，可以用木槌捶打身體，初擊疼痛，時間久了就不痛了，要連續練習（圖28）。

　　⑪木槌擊打一段後，知道身上結實，再換鐵捶擊打身體（圖29），並用氣凝神練力以輔助之，則身體柔軟如棉，鐵布衫功即告成功。

　　⑫用鐵刀砍身體，則全身堅硬如石，刀斧不能傷其身（圖30）。但對大兵器必須謹避之。

（三）功法略解

　　①少林鐵布衫功是少林七十二藝中的硬功外壯功法，屬剛柔相濟之功，是專供練習人身各部肌肉的重要功法。

　　②少林鐵布衫功在少林武術技擊中，具有防守和對抗作用。所謂防守，則是防止敵方損傷全身，敵想用拳腳踢打無濟於事，用棍棒打擊也不傷我身體，用刀砍也可避。如果我反攻對抗敵人，觸敵則使其傷筋動骨，貼敵則致敵內傷，撞敵迫其倒地。

少林寺僧人歷代都有練習此功著名的，如唐代的靈隱、圓靜，宋代的洪溫、福湖，元代的智聚，明代的了真、悟廣、廣順，清代的真珠、海潤、湛可、湛化、寂亭等，都精此功法。

③對於練習鐵布衫功的重要點，少林拳家有言在先：此功夫成功又稱金鐘罩，並非輕易可練成。沒有一定的恆心是不會見成效的。只有精心研練，廢寢忘食，才能見效。

第九節　一指金剛功

（一）歌訣

練成羅漢指金剛，點石成粉敵人傷。
遊走八方切要忍，誤傷朋友難參詳。

（二）練法

①此一指金剛法，每日經過樹林、樹木，用指點之，以手之食指為好，向樹上天天點，漸漸可以增加指力。點完後用藥水洗手指。

②用食指點牆練習，天天用藥水洗手指，35天換藥一劑，切勿間斷，更勿鬆懈。初練時，皮為之脫，肉為之腫，習練久之，則皮膚由粗變成柔軟。

③指點青石板或石碑，用食指點，左右手可以交替練習。天天練習，練後要用藥水洗手指。

④點鐵板（將鐵板靠貼於牆壁上），天天用兩手食指交替點之，朝夕練習，練後用藥水洗手指。

五年後，以一指觸任何物體，都不覺痛，點人則立見傷亡。為了防止誤傷好人，可僅習左手一指，不到萬不得已時，千萬不可輕易使此招。此功夫與一指禪陰手功夫有些大同小異，均需持之以恆，方入妙境。

（三）功法略解

①少林一指金剛法是少林七十二藝中硬功外壯功法，純屬於陽剛之勁。是專門練習指頭功夫的功法。

②練習指勁可以屈，也可以伸，一定要氣力達至指尖，才能達到運用自如，切勿強硬伸直，使用蠻橫之力。待練至運用自有方時，對於其他技法都有輔助作用。拳諺有「指戳一點，拳打一片」「拳沒掌能，掌沒指精」「拳打足趾如虎爪，拳打手指如鋼釘」等，都說明手指在少林武術中的重要

190

作用和地位。因此拳譜歌曰：

「牙為骨梢，牙咬斷筋狠勁足。

舌為肉梢，舌頂上腭接力氣。

發為血梢，發豎氣壯能衝冠。

指為筋梢，指力達處致人殘。」

③指法在少林武術中主要以點、戳、截、挑、鑽、探、彈、按、抓、掛、拿、撩、畫等技法制敵。指的重要是擊點人身的薄弱環節和緊要部位，如頭部鼻、眼、耳門、腦門、太陽、聽宮、咽喉、前胸、腹部、襠部、膝眼等處，用各種指法，如抓面部、插點鼻部、摳挖眼部等制敵。

④少林拳術稱一指為金針指，二指併出為金剛剪指，三指併出為三陰指，四指併出為金鏟指，食指出為鴨嘴指。如將手指內扣，即成「扣指」；如將手指張開，即成「爪」，

包括鷹爪、虎爪、龍爪、鶴爪等。

在少林武術中，手是發勁的主要工具，腕是運動的引導者，要想叫手靈活，必定先叫腕靈活。腕先活以後，手才能跟著靈活起來。經過練習一指金剛法不但手腕關節的靈活性增強，而且力度和硬度也大大進步，手指能發出強大的爪力、扣力、挑力、左右撥力、裡外撩力和托力等。

據傳少林寺的大腳僧（又名大覺僧）精通此功法，用單指在平滑的青石碑上寫下四個刀刻般的蒼勁大字：「少林大覺」。其功力可見奇異。又傳妙興大師也曾在平滑的石碑上用手指寫下四個如刀刻般的大字「各有千秋」。可見少林高僧之真功輩出。

第十節　一指禪功

（一）歌訣

　　少林內功一指禪，苦恆修練數十年。
　　練成一指奇妙功，懲罰惡暴濟孝賢。

（二）練法

　　①將鐵錘一個用繩繫住把柄，懸吊在經常走過之道邊，出入必然見之，見之則用一指點擊，每日如此。
　　②初點時錘不動，日久漸漸錘搖動。
　　③然後漸漸向後移步，雖指尖未點到，鐵錘也自行搖動。此第一步功夫已成。
　　④然後在廣庭之中點燃燈燭，用指點之。

⑤經久練習，經一定時間的練習，漸漸燈動搖。

⑥指點燈頭動搖，習之時間一久，用指一點，被點之燈立時撲滅，指功大增。如用指彈燈燭，其必自滅，彷彿用扇扇滅一般，此時第二步功夫成功。

⑦再用紙隔著燈頭，用指點之，燈頭搖搖欲動。

⑧用紙隔燭，用指點之，至紙不破而燈燭自滅，則第三步功夫已成。

⑨外邊再罩厚紙，或者加多層隔著燈燭，用指點之，初點燈焰不動搖。

⑩繼續練習，經久之後用指點之，則指點燈滅。然後再用玻璃片隔之，苦修苦練，至一點則燈燭熄滅而玻璃不損時，內功一指禪即大功告成。成功後仍要繼續練習，不可中斷，停練則功退。一指禪功需十年苦修始可告成。

(三)功法略解

①少林一指禪功夫是少林七十二藝中的軟功內壯法，純屬陰柔之勁，是專練人指頭功夫的功法。

②一指禪功夫可以把力量集中於一指上，在技擊實戰中具有很大的威力，是少林功夫中重要的功法。以指點敵人，一般外部不受損傷，但是，內部已受重創。輕點其某穴，也能使其流血，如點重則危急，只有推拿按摩後，才可以使血脈流動復原。此功的功力比紅砂掌、黑砂掌、五毒手等功力更進一步，練成也更難。

③對於練習一指禪功的要點，少林拳譜有言：冰凍三尺，非一日之寒，須經數十年的銳意操勤，才可以練成。如少林子升禪師、秋月和尚等一指禪功極其精妙，他們都是經

過長期修練才成功的。

第十一節　鐵砂掌功

（一）歌訣

鐵砂掌功毒氣發，藥力深入肌膚加。

筋骨堅實成毒手，重擊強敵染黃砂。

（二）練法

①用綠豆、花椒（研細粉）兌均勻後，裝入袋內，平放在方木墩上，馬步站好，用反手掌向下擊打布袋（圖31）。打時用掌背反打，收回時屈肘變拳。兩掌可以互相交替輪流擊打，由輕到重，由少到多，逐漸練習三年後，每掌打三千至四千，兩掌打六千至八千為度。

②用陳醋 2500 克，人中白 5000 克，白蠟 5000 克，拌和煎湯，每次煎三炷香，煎四次，用文火熬煉稍濃，傾入鐵盒，以木棍搗成泥，再加入細鐵砂，其數量與藥泥相等，用布袋裝好，放在方木墩上。用反掌打擊，打時手心向上，收時屈肘變拳，兩掌交替互換擊打，再三年後，逐漸增至兩掌每天擊打一萬掌為度。

打時藥物洗手，前後須用六年功夫。以後必須保持經常練

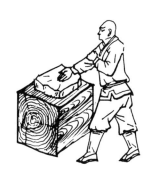

圖 31

習，千萬不要停止不前。

（三）功法略解

①鐵砂掌是少林七十二藝中硬功外壯法，屬陽剛之勁。是專供練習人身掌部的功法，為少林寺武僧經常練習的重要功夫。

②少林鐵砂掌在少林技擊中有著重要作用。無論是收還是伸，均應有意識地放鬆，直至擊出時突然伸直，使勁達掌心，即成實掌心。

拳譜云：「掌法先用其指點擊咽喉，再平掌按下，寬掌心正至敵之心口，而後放全力向外吐出，但吐出時，須開聲一喊，令敵人心層猝然一驚，則掌力正巧至妙處。此須精練始能為之；更不可輕易運用，以免坑害人矣。」

技擊動作發出前各關節的放鬆有利於關節的靈活和動作的變化，使掌部在用力向對方發出時勁力更大。這樣發出的勁路，才能柔中有剛，剛中有柔，剛柔相濟。因此，拳訣云：「氣自丹田吐，全力注掌心。按實始用力，吐氣需開聲。推以朝上起（掌力朝上，敵始易於傾跌），緊逼短馬蹬（緊逼而後出掌得力，短馬而後可以自顧）。三字沾按吐，都用小天星（小天星，即掌尺脈上之銳骨）。」

③拳譜曰：

北派多以柳葉掌，南派多以虎爪掌。

雖然形式各不相同，但是用力一致。

其一則掌指向外翻，力達於掌心。拳諺「氣貫掌心，勁達四梢」，「拳從心發，勁由掌發」，「腿打七分手打三，全仗兩掌布機關」等，都說明拳法在少林武術中的作用和地

位。因此講：「手的變化，決策於腕。掌根銳骨，即為腕勁。靈龍活潑，剛柔蓄穩。擒拿點打，無不應順。掌腕合竅，方能制人。腕滯力拙，徒勞費神。」說明掌和腕的重要性。必須互相協助，方為妙。

④少林功夫中的鐵砂掌，是用鐵砂和藥物配合而操練的，練至掌部堅硬如鐵，臂長力增，重傷對方皮肉筋骨，功力深者可以碎磚斷石。

經過練習鐵砂掌功夫，可使掌部鍛鍊處表皮增厚，筋骨及表皮組織對外界環境的適應能力大大提高，腕、指關節靈活，肌肉韌帶的力量增長，強勁有力。這在少林武術技擊實戰中，能有較明顯的接觸感覺，經過鍛鍊對於培養出武術勁力，及如何運用發揮，都有重要作用。

⑤練習鐵砂功夫的要點：此功主要練習掌法，且要注意練氣、運氣、調氣，以收內壯之功效。所謂鋼砂掌、鐵手飛砂、黑虎手等秘技即此功也。

練此功還須切記：必須提前備熬一盆功畢洗手湯（藥方見後），即把擬定方藥倒入砂鍋內煎熬 30～40 分鐘，取汁倒盆內，再加涼開水適量洗手，洗後浸泡 15 分鐘，晾乾即可收功。

195

少林氣功秘集

196

第九章

少林寺練氣功秘方

>>>>>>>>>>>>>>>>>>>>>>>>>>>>>>>>>

少林寺眾僧在長期演練氣功的實踐中創製了有效的藥方，由於療效可靠，效果顯著，故稱「秘方」。本章僅從已故永祥和尚生前（1927 年）在少林寺藏經閣復抄的「少林寺傷科秘方集錦」中摘選出與氣功有關的六十五方。但就今天而言，因時代不同、氣候改變和人之體質之差異，其效果很難估計，還需要諸師和讀者在實踐中驗證。

特別需要指出，列出以下諸方的目的，是供專業人士參考。讀者不要自行配方服用，否則容易出現危險。切記！

第一節 練氣功綜合藥方

一、安神理氣補腦方

茯神三錢，益智仁三錢，珍珠（豆腐製）一錢，腦砂（水飛）一錢，琥珀（研細）二錢，辰砂（水飛）二錢，木香五分，以上七味藥共研細分裝瓶備用，每日三次，每次六厘，用黃酒一兩送下。

二、調和氣機方

廣木香五分，烏藥一錢，陳皮一錢半，小茴香五分，麝香二厘，藏紅花一錢。以上六味藥取水酒各半，煎煮成濃藥汁，裝入瓷瓶內密封，每取一厘藥汁，加白開水攪勻服下。

三、練氣功通用方

【藥方】：象皮（切片）　制半夏　制川烏　制草烏　全當歸　瓦松　皮硝　川椒　側柏葉　透骨草　紫花　地丁　海鹽　木瓜　紅花各一兩　鷹爪一對。

【製法】：以上十五味藥全部放入瓷瓶內，加水八斤、陳醋六斤、白酒四兩，然後密封，每日振搖一次，十五日即成。

【用法】：練功時每取藥汁四兩半，倒入盆內，加清水二斤，攪勻，把兩手放入盆內浸泡半個時辰，甩乾，即可練功。

按：此方是少林寺著名武僧貞俊大和尚練氣功（鐵砂掌）五十多年的驗方。

四、練功舒筋方

【藥方】：當歸三錢　紅花三錢　赤芍三錢　舒筋草三錢　木瓜三錢　川牛膝三錢　防風二錢　木香　陳皮各一錢　白芷二錢　馬錢子（油炸去毛）二錢　小茴香五分

【製法】：以上十二味藥共研細粉，用黃米粉打糊製丸，陰乾，如梧桐籽大，裝瓶備用。

【服法】：成人每日二次，每次一錢半內服，用黃酒一兩沖下。

【功能】：該藥有活血、散瘀、調達三氣（宗氣、元氣、衛氣）、舒筋利節、散滯解鬱等功效，主要可以用於練功前調理全身氣血，壯筋強骨柔筋，宜利發勁，免遭損傷。

五、練氣助功酒

【藥方】：石蘭花　淫羊藿　陽起石　補骨脂　三七　人參　海馬　碎蛇各五錢　白芍　桃仁　枸杞　金櫻子　菟絲子　杜仲各四錢　青皮二錢　沉香一錢

【製法】：以上十六味藥置於瓷罐內，加入上等白酒一斤二兩、清泉水二斤，用黃泥封固，每天振搖一次，一百日後倒出藥渣，取其藥酒汁，再將藥渣砸爛，用白布包絞汁合併，裝入瓷瓶內備用。

【用法】：練功前每服一兩。

【功能】：調和氣血，強筋壯骨，適於練一切武術功夫前服用。

六、練功暢通氣血散

【藥方】：當歸　陳皮　木香　蔞仁　甘草各一錢　生地　熟地　白尤　黃蓍各二錢　山藥五錢　小茴香五分　沉香二分

【製法、用法】：以上十二味藥共研細粉，裝瓶備用，每次練功前內服二錢至三錢。

按：此方是經德禪方丈幾十年臨床實踐證明，確實有良好療效的經驗方。

七、少林運氣丹

【藥方】：廣木香　海縮砂　全瓜蔞　降香　人參　三七　黃蓍　熟地　小茴香　甘草各一錢　靈芝草　紅花　益智仁　陳皮　柏子仁各二錢　全當歸五錢

【製法、用法】：以上十六味藥共研細粉，用陳醋調成糊狀，再製丸如綠豆大，陰乾備用。成人每次練功前內服二至三錢，用黃酒送下。

按：此方是德禪和尚的經驗方，實踐證明有明顯的理氣作用。

八、收功斂益散

【藥方】：沉香　嫩橘皮　紅花各二錢　降香一錢　枳殼（炒）一錢　當歸三錢　桃仁一錢

【製法、用法】：將以上七味藥共研成細粉，裝入瓶內備用。成人每練功後內服三分至一錢。

按：此方是清代少林寺湛舉方丈的驗方，對於調理全身之宗氣，特別對收功後的體力恢復，都有良好的效果。

第二節　各種功法秘方

一、洗臂秘方

紅花一錢，枳殼一錢八分，牛膝二錢，五加皮一錢八分，杜仲一錢八分，青皮一錢三分，草烏一錢，清水四斤，煎湯。

每練功前用藥水洗兩臂，然後再練功。每洗後藥湯藥渣不要倒掉，下次練習前，再溫熱燙洗，如水少可以添水煎煮。用七天後，倒掉藥渣，換新藥。

二、排打功內壯方

乳香二錢八分，無名異二錢八分，自然銅二錢，制番木鱉二錢，朱砂二錢，杜仲六錢八分，五加皮一兩一錢八分，棉花根二兩，胡椒二兩一錢八分，牛膝五錢，木瓜四錢，川芎三錢，猴骨（醋炙）一兩，共研成細末備用。

在每天晚上練功前，用好酒沖服藥粉五分六厘，然後再喝開水半碗，開始排打。有壯體固氣、堅肌膚、壯筋骨、循環氣血等功效，有助於加速功法進步。

三、鐵掃帚秘方（強筋壯骨丸）

無名異（製）五錢，自然銅（製）五錢，木鱉子（菜油

浸炒）五錢，蘇木五錢，地龍五錢，當歸（酒浸）五錢，沒藥五錢，乳香（製）五錢，牛膝三錢三分，以上諸藥共研細末，煉蜜為丸，如眼珠大。

　　練功前服一丸，用溫開水沖服。有強筋健骨、壯肌肉和柔韌帶的功用，並有止痛消腫去毒之效果。

四、少林洗足湯

　　川烏一兩，草烏一兩，南星一兩，蛇床子一兩，半夏一兩，百部一兩，花椒一兩，狼毒一兩，藜蘆一兩，透骨草一兩，地骨皮一兩，龍骨一兩，海牙一兩，紫苑一兩，地丁一兩，硫磺二兩，青鹽四兩，以上藥物用醋五碗、清水五碗浸泡，然後煎至七碗。

　　每日練功以後用藥湯洗兩足，用十日後，另換一副再煎。有消毒退腫的功能和舒筋活力的作用。

五、腿踢功藥方（洗腿練功湯）

　　川烏一兩，草烏一兩，南星一兩，雞血藤一兩，蛇床子一兩，半夏一兩，百部一兩，花椒一兩，狼毒一兩，透骨草一兩，地骨皮一兩，龍骨一兩，海牙一兩，紫苑一兩，地丁一兩，硫磺一兩，絲瓜絡一兩三錢三分，青鹽四兩，以上藥物以醋六碗、清水六碗浸泡煎湯，煎至九碗。

　　每天練功以後，用藥水溫洗腿部。每劑藥可連續用十五天，到期另換新藥，再煎再洗。此藥有消毒退腫、舒筋活絡和堅肌健骨的效用。

六、銅砂掌練功浴洗秘方

　　川烏一錢，草烏一錢，天南星一錢，蛇床子一錢，半夏一錢，百部一錢，花椒一兩，透骨草一兩，藜蘆一兩，龍骨一兩，海牙一兩，地骨皮一兩，紫苑一兩，地丁一兩，青鹽四兩，硫磺一兩，劉寄奴二兩，秦艽蒂一錢，乳香六錢八分，沒藥六錢八分，勾藤三錢三分，化石四錢三分，以上藥物加醋六大碗、清水六大碗，共煎至九碗。

　　練功前洗兩手。洗手時先將藥水放於爐火上燒至微溫，將手放入，至藥水極熱時把手取出。

　　藥劑可連續用三十六天。

　　【功能】：舒筋活血，壯骨堅肌，清毒止痛退腫，加速功夫進展。

七、練功洗手指腳趾藥方

　　川烏一錢，草烏一錢，南星一錢，蛇床子一錢，半夏一錢，百部一錢，花椒一兩，狼毒一兩，透骨草一兩，藜蘆一兩，龍骨一兩，地骨皮一兩，紫苑一兩，青鹽四兩，劉寄奴二兩，地丁一兩，絲瓜絡一兩三錢三分，雞血藤一兩，以上藥物用醋六碗、清水六碗共煎，至九碗為度。

　　在練功前用溫熱藥湯浸洗手指和足趾。每劑藥可連續用二十天。

　　【功效】：去毒氣，消腫，止疼痛，堅肌肉，壯筋骨，舒筋活血，促進功夫的加速進展。

八、練功洗指秘方

羌活一兩，蔓荊子一兩，荊芥一兩，老桂木二錢八分，丁香二錢八分，白芷三錢三分，川芎一兩，細辛二錢，防風一兩，雞血藤六錢八分，紅花二錢，乳香五錢三分，以上藥物共研細末。每次用藥末六錢八分，加鹽一匙，連鬚蔥白頭五個煎湯。

練前練後都要用藥湯洗手指尖和手指。一次用藥末六錢八分，可以用一天半，共洗六遍。每劑藥可分成十一次使用，可洗三十三遍，共十六天半。

九、練鐵布衫功洗浴方

番木鱉、自然銅、無名異、乳香各三錢，朱砂二錢，杜仲六錢，猴骨（醋炙）一兩，五加皮一兩，棉花根、胡椒各二兩，共研細末，用好酒沖服。練功前服用，每次五分，有強筋壯骨、堅實皮肉之功效。

十、健壯全身筋骨消疾方

乳香、沒藥、威靈仙、木瓜、紅花、川烏、草烏、虎骨、當歸、秦艽、大麴、赤芍、牛膝、骨碎補、續斷、延胡索、紫石英各二錢，地荔子、落得打各一錢，桑寄生八分，絲瓜絡二錢，以上二十一味藥，用水煎湯，洗手、洗兩臂，

擦洗兩腿。要在練習後先摩擦再洗，洗後切忌風吹。

十一、上罐功洗手方

川烏、草烏、乳香、沒藥、錢腳威靈仙、木瓜、西紅花、川當歸、虎骨、秦艽、大麴、牛膝、赤芍、骨碎補、延胡索、紫石英、雞血藤、勾藤、絲瓜絡各二錢，地荔子、落得打各一兩，以上二十一味藥，用醋六碗、水六碗煎至八碗，每日練功以後先擦後洗。用三次後可以加醋和水，再煎再用。一劑藥可煎用**七遍**，用二十一次，頂多可煎十遍。水用不了不要扔掉，可用三十次。

十二、少林洗大臂湯方

荊芥二錢，防風二錢，透骨草五錢，虎骨一錢，獨活二兩一錢八分，桔梗二錢，祁艾二錢，川椒二錢，赤芍五錢，一枝蒿五錢，乳香二錢，沒藥二錢，以上十二味藥粉，用水煎湯洗，能清毒去腫、活血散瘀、止痛。每天練功後洗臂。一劑藥可煎水用十五天，如果水少了再增添新水煎熬，不要扔掉藥渣，下次再溫熱洗臂，至半月後扔去藥渣，再換新藥。此藥可加速長功，防止損傷，增加力氣。

十三、少林洗小臂湯方

防風、荊芥、絲瓜絡、透骨草、獨活、桔梗、川椒、祁艾、乳香、沒藥各二錢，虎骨一錢，赤芍、雞血藤、一枝蒿

各五錢，以上十四味藥為一劑，用水煎成湯洗。洗後不要扔掉，下次再溫熱洗，洗後要避涼風，至二十天後，扔去藥渣，再另換新藥。

十四、練功內壯方

當歸（酒洗）四兩，魚膠四兩，虎骨四兩，靈枸杞（酥）四兩，川斷四兩，補骨脂四兩（鹽水炒），菟絲子四兩，炒蒺藜一兩，蟹黃八兩（炒），以上眾藥研細末煉蜜為丸，每服一錢半，練功前用黃酒沖服。

【功能】：強壯筋骨，增力補氣。

206

十五、功前浴洗全身方

乳香二兩，草麝香一兩，雞巨子、爬山虎、淮牛膝各二兩，麻黃、瓦松、槐花、金櫻子、白石榴皮、蔥子、菟絲花、箆麻子、地骨皮、沒藥、馬鞭草、自然銅、蛇床子、桂枝、生半夏、覆盆子各二兩，虎骨一兩六錢八分，黃芪、核桃皮、槐樹條、還魂草、過山龍、車前子、穿山甲、柴胡、南星各三兩，五加皮、皮硝、勾藤、生草烏、川烏、水仙草、八仙花、白蘚皮、虎骨草、鬧楊花、落得打、象皮、大力根、五龍草、海風藤、梧桐花各四兩，藏紅花六兩，青鹽八兩，鷹瓜一對，款冬花四斤，木爪四斤，白鳳仙二十一個，老絲瓜絡兩個，以上藥加陳醋二十斤、水二十斤煎濃，貯於磁缸。練功以前把肘臂放在藥水裡浸泡片刻，練功後再洗一次。嚴禁內服。一劑藥可用數月。

【功效】：增加練功速度和力量，強壯筋骨，止痛消腫。

十六、練一指金剛妙方

川烏一錢，草烏一錢，南星一錢，蛇床子一錢，半夏一錢，百部一錢，花椒一錢，狼毒一兩，透骨草一兩，藜蘆一兩，龍骨一兩，地骨皮一兩，紫苑一兩，青鹽四兩，劉寄奴二兩，地丁一兩，雞血藤一兩，絲瓜絡一兩六錢八分，以上諸藥用醋五碗，煎七碗貯於瓷盆內，留洗手時用。

每劑藥可以連續用三十五天。每次練功前以藥水洗手指（嚴禁內服）。

十七、拔釘功洗指方

地骨皮一兩，乳香五錢，草烏三錢三分，青鹽一兩三錢三分，以上諸藥放水中浸泡後煎湯。在練習前後洗浸手指，有消毒退腫的作用。

十八、少林椿功秘方

酒洗全當歸四兩，酒洗川牛膝四兩，魚膠四兩，虎骨四兩（醋炙），枸杞四兩，補骨脂四兩（鹽水炒），續斷四兩，菟絲子四兩，炒蒺藜一兩，蟹黃八兩（炒），乳香一兩，以上諸藥共研細末，煉蜜為丸，如梧子大。在練功前用黃酒沖服，每服十五丸，喝開水半碗，以助內壯。

【功能】：有壯筋強骨之用，又有舒筋活血、調合氣血之效，更使功法加速進展。是練功之秘傳妙方。

十九、金鐘罩功浴洗秘方

老桂木一錢，丁香二錢，荊芥一兩，蔓荊子一兩，川芎三錢，小茴香三錢，防風一兩，細辛三錢，羌活一兩，乳香三錢，沒藥三錢，甘草三錢，以上諸藥物共研細末。每藥末一兩，加鹽六錢八分、連鬚蔥白五個，煎湯洗錘擊之處及摔跌之點。洗時須溫熱，不限次數，多洗為妙。

【功能】：有去毒退腫、壯筋續骨之力，可加速功法的長進速度。

二十、練鐵牛功藥方

桂皮一錢八分，丁香二錢，荊芥一兩，蔓荊子一兩，川芎一兩，防風一兩，白芷三錢三分，細辛二錢八分，羌活一兩，甘草三錢三分，乳香三錢三分，雞血藤六錢八分，絲瓜絡五錢，杜仲五錢，以上諸藥共研細末。每用藥末一兩，加鹽六錢八分、連鬚蔥白五個，煎水湯洗肚腹捶擊之處。洗時要溫熱，次數不限，多洗效果更好。

【功能】：堅肌膚，壯筋活絡，舒通氣血，強骨骼，加速練功的進步。

二十一、練功洗手秘方

川烏六錢八分，草烏六錢八分，紅花三錢三分，桑寄生三錢三分，羌活五錢，乳香三錢三分，沒藥三錢三分，雞血藤四錢，絲瓜絡五錢，勾藤二錢八分，青鹽二兩六錢八分，以上藥物放醋五碗、水五碗煎至七碗半，練功前溫洗兩掌，一劑藥可連用二十天。

二十二、練氣綜合浴洗全身秘方

川烏一兩，草烏一兩，南星一兩，蛇床子一兩，半夏一兩，百部一兩，花椒一兩，狼毒一兩，藜蘆一兩，透骨草一兩，地骨皮一兩，海牙一兩，紫苑一兩，地丁一兩，硫磺二兩，乳香六錢八分，沒藥六錢八分，勾藤三錢三分，青鹽四兩，以上諸藥用醋六碗、水六碗煎至九碗，每日練習後溫湯洗手指、足趾，用半月後換藥另煎。

【功能】：消腫祛毒，舒筋活血，加速功法進展。

二十三、練掌切磚功洗方

地骨皮一兩，透骨草一兩，紅花三錢三分，雞血藤五錢，乳香五錢，甘草三錢三分，五加皮五錢，羌活五錢，青鹽二兩，以上諸藥用水煎之。練功後洗手指和手腕、全掌等部，煎洗半月後，可以另換煎藥。

【功能】：消腫去毒，舒筋活血，加速練功。

二十四、練金龍手功洗方

川烏二錢，草烏二兩，乳香二錢，沒藥二錢，靈仙二錢，木瓜二錢，紅花二錢，當歸二錢，虎骨二錢，秦艽二錢，神曲二錢，赤芍二錢，牛膝二錢，申薑二錢，延胡索二錢，紫石英二兩，地荔子一兩，落得打一兩，絲瓜絡六錢八分，以上諸藥用醋六碗、水六碗煎成九碗。每日練功後，先摩擦後洗，用三次後再添少量醋和水，再煎再洗手（禁內服）。如此一劑藥物，可以連用半月至二十天。

【功效】：消毒退腫，舒筋活血，強壯骨骼，加速功法的進展。

二十五、練推山功洗手藥方

紅花一錢，枳殼一錢八分，牛膝二兩，五加皮一錢八分，杜仲一錢八分，青皮一錢八分，乳香一錢八分，以上諸藥加水煎洗手，每日功後溫洗兩掌和掌腕部。十日後另換新藥，再煎再洗。

【功效】：舒筋活血、壯筋強骨、增加功力。

二十六、練腿功洗藥方

川烏一兩，草烏一兩，南星一兩，蛇床子一兩，半夏一兩，百部一兩，花椒一兩，狼毒一兩，藜蘆一兩，透骨草一兩，地骨皮一兩，五加皮一兩，紫苑一兩，地丁一兩，龍骨一兩，海牙一兩，硫磺二兩，乳香五錢，沒藥六錢八分，海風藤五錢，青鹽四兩三錢三分，以上藥物，用醋六碗、水六碗，煎至九碗。每天練功後，溫湯洗腿腳，用七日以後，再

添醋水另煎再燙洗。一劑藥用二十一天，再換新藥。

　　【功效】：可以幫助消腫去毒、舒筋活血、強壯骨骼，促進功法的進展。

二十七、練鷹爪功洗手秘方

　　川烏一錢，草烏二錢，乳香二錢，沒藥二錢，威靈仙二錢，木瓜二錢，紅花二錢，當歸二錢，虎骨二錢，秦艽二錢，大麯二錢，赤勺二錢，牛膝二錢，申薑二錢，延胡索二錢，紫石英二錢，地茄子一兩，落得打一兩，雞血藤六錢八分，以上藥物，用醋五碗半、清水五碗半，煎至八碗。

　　每練功以後，先摩擦兩手再洗手，用三次，再煎再洗，一劑藥可以用十天，以後再換新藥煎水。溫洗可以去毒消腫，舒筋活力。

二十八、練掌功洗手秘方

　　川烏一錢，草烏一錢，天南星一錢，蛇床子一錢，半夏一錢，百部一錢，花椒一兩，狼毒一兩，透骨草一兩，藜蘆一兩，龍骨一兩，海牙一兩，地骨皮一兩，五加皮一兩，紫苑一兩，地丁一兩，青鹽四兩，硫磺一兩，劉寄奴二兩，秦艽蒂一錢，乳香四錢，沒藥四錢，青風藤五錢，絲瓜絡六錢，桑寄生四錢，以上諸藥加好醋七碗、清水七碗煎成十碗。

　　洗手時先將藥水放爐火上溫洗，再逐漸燙洗，至藥火極熱時取出手。有去毒消腫、舒筋活絡、舒通氣血、強壯骨骼

之效（嚴禁內服）。

二十九、練金砂掌洗手方

地骨皮一兩，乳香五錢，黃芪六錢八分，甘草六錢，青鹽一兩六錢八分，枝子五錢，以上藥物，加清水煎湯，練功後溫洗手掌和指部。用過七天後，再另換新藥洗之。

【功效】：可以消毒去腫、強筋健骨，更可使功夫加速進展。

三十、練鐵砂掌洗手秘方

胡蜂巢一個，蔥薑三斤，柴胡五兩，鷹爪一對，川烏四兩，槐條四兩，蓖麻子三兩，桂枝三兩，大力根四兩，草麝香二兩，自然銅二兩，瓦花二兩，五加皮四兩，槐花二兩，覆盆子二兩，紅花六兩，金櫻子二兩，松節油三錢三分，車前子三兩，巨藤子二兩，馬鞭草二兩，蛇床子三兩，梧桐花四兩，白石榴皮二兩，皮硝四兩，穿山甲三兩，核桃皮五兩，五爪龍六錢八分，白鳳仙花二十一個（共煎），菟絲子二兩，青鹽八兩三錢三分，爬山虎三錢，還魂草二兩，地骨皮二兩，白蘚皮四兩，虎骨草四兩，木瓜二十二個，過山龍四兩，鬧楊花五兩，牛膝二兩，虎骨三兩，草烏八兩，麻黃三兩，黃芪四兩，象皮四兩，大浮萍二十二個，生半夏三兩，乳香三兩，水仙花頭四兩，南星三兩，勾藤四兩，杉萱皮八兩三錢三分，菟絲子二兩，款冬花五兩，沒藥三兩，甘草八兩三錢三分，落得打三錢三分，八仙草三兩，絲瓜絡二

兩，以上諸藥物，用好原醋二十斤和清水煎湯汁，傾入缸內，拍打一次以後，可洗手一次。鐵砂掌雖稱陽剛，實乃陰手，藥力深入肌膚，如不以藥方洗之，皮膚即會浮腫，甚至潰爛。洗手則無事，且皮肉筋骨堅實，而成毒功之手。

三十一、練飛行功秘方

川烏、草烏、紅花、川黃、當歸、續斷、羌活、杜仲、乳香、沒藥、朱砂、自然銅、麻仁、五加皮、劉寄奴、茜草、血竭、牛膝、陳皮、碎補、破故紙、紫背天葵、地鱉蟲、紫金丹，以上二十四味各五錢，共為細末，每服一錢，練前服用，黃酒送下。

【功效】：舒筋活血，去毒消腫，強壯骨骼，加速功夫進展。

213

三十二、練四肢功秘方

舒筋樹枝一兩，雞血藤一兩，絲瓜絡一兩，乳香六錢，甘草六錢八分，川斷六錢八分，青風藤六錢八分，丹參一兩，赤芍五錢，桑寄生五錢，牛膝六錢八分，鐵腳威靈仙六錢，木瓜六錢八分，蒼朮六錢八分，黃柏五錢，龍骨九錢三分，木香六錢八分，牡蠣六錢八分，桔梗六錢八分，尋骨風一錢八分，以上藥物，共研極細末，煉蜜為丸，每丸重三錢。在練功前內服一丸，用黃酒或者白開水送服，再輕微活動後，可以開始練功。

【功效】：可以舒筋活絡、循環氣血、強健骨骼，促進

少林空手奪白刃功法的進展。

三十三、練五毒追風掌洗手方

華水蟲一兩，防風三錢，乾薑一兩，黑芝麻二錢，紅花一錢，斑毛蟲五兩，矽砂五錢，歸尾二錢，銀花二錢，川連一錢，白疾藜三錢，元參一錢，黃柏一錢，石灰八兩，北細辛三錢，荊芥三錢，白朮二錢，白蘚皮三錢，側柏葉一兩，白信一錢，打屁蟲五錢，陽起石二錢，紅娘子五錢，小牙皂二錢，鐵砂四錢，蜈蚣兩條，指天椒八兩，以上諸藥（矽砂、石灰二味要放在鉗內炒紅以後放入），用水煎湯洗之，洗三日以後，再另煎水再洗，半月後再另換新藥煎水再洗。

【功效】：消腫去毒、舒筋活血、強壯骨骼。

三十四、練一線穿功洗腿方

用清水煎湯溫洗腿部，趁熱洗之，每次練功後洗一次，一劑藥可煎洗五天，再另換新藥。

【藥方】：地骨皮一兩，雞血藤三錢三分，絲瓜絡五錢，乳香二錢，甘草三錢三分，食鹽一兩。

三十五、練足穿縱術洗腿方

乳香三錢三分，地骨皮六錢，黃芪五錢，甘草五錢，牛膝四錢，五加皮五錢，紅花二錢八分，雞血藤五錢，絲瓜絡五錢，青皮一錢八分，海風藤三錢三分，元參一錢八分，用

清水煎湯溫洗腿部和背部、兩臂部等帶瓦的地方。

　　【功效】：去毒氣，防腫脹，舒筋活血，強壯骨骼，加速功法的進展。

三十六、練金鏟指洗方

　　川烏一錢，草烏一錢，南星一錢，蛇床子一錢，半夏一錢，百部一錢，花椒一兩，狼毒一兩，透骨草一兩，藜蘆一兩，龍骨一兩，地骨皮一兩，紫苑一兩，青鹽四兩，乳香五錢，沒藥五錢，劉寄奴二兩，地丁一兩，雞血藤六錢八分，以上藥物，共研細末備用。每次用藥末一兩，再放醋半碗、水半碗，煎成多半碗為度，浸洗手指。

　　練功前後各浸洗手指一次，每用一兩藥末煎成後，可以溫洗手指八次，再另換藥末，另煎洗手指。

三十七、練拈花功洗手方

　　羌活一兩，荊芥一兩，蔓荊子一兩，桂枝二錢，丁香二錢，白芷三錢，川芎一兩，細辛二錢，防風一兩，乳香五錢，以上諸藥，共研細末，每藥末一兩，加鹽二錢、連鬚蔥白頭五個，煎湯溫洗，練前練後各洗一次。有消腫去毒、舒筋活血、強骨之用。

三十八、練螳螂爪功洗手方

　　川烏一錢，草烏一錢，天南星一錢，蛇床子一錢，半夏

一錢，百部一錢，花椒一兩，狼毒一兩，透骨草一兩，藜蘆一兩，龍骨一兩，海牙一兩，地骨皮一兩，紫苑一兩，地丁一兩，乳香一兩，劉寄奴二兩，硫磺一兩，青鹽四錢，秦艽蒂一錢，以上諸藥粉，加醋六碗、水六碗，熬煎至九碗。先將藥水放火上溫熱，再洗手。一劑藥可用二十天。可以舒筋活血、強健骨骼、堅實皮肉肌膚，加速練功的速度。

三十九、練跑板功洗腿秘方

地骨皮六錢八分，乳香五錢，雞血藤一兩，海風藤六錢，青風藤五錢，絲瓜絡一兩，甘草五錢，五加皮五錢，艾葉一兩，以上諸藥粉，放水中浸泡煎湯，練功後溫洗兩小腿和腳，用十五天後，再換新藥另煎洗。有消毒去腫、舒筋活血、強壯骨骼之作用，也可加速功夫進展。

四十、練閃戰術洗方

川烏六錢，草烏六錢，乳香六錢，沒藥六錢，桑寄生五錢，羌活六錢八分，紅花三錢三分，雞血藤五錢，青風藤五錢，木瓜五錢，靈仙五錢，牛膝六錢，勾藤六錢，龍骨六錢八分，絲瓜絡六錢八分，黃芪三錢三分，甘草五錢，牡蠣五錢，地骨皮五錢，五加皮五錢，以上諸藥粉，用水煎，在練功後溫洗手腳。

每一劑藥物用二十天後，再另換新藥。洗過後藥水不要丟掉，下次再溫再洗，水少了，可以加水多煎幾次。

【功效】：舒筋活血，強壯骨骼，加速功法進展，堅實

皮肉肌膚。

四十一、練金刀換掌功洗方

羌活一兩，蔓荊子一兩，荊芥一兩，桂枝二錢，丁香二錢，白芷三錢，川芎一兩，細辛二錢，防風一兩，乳香六錢八分，以上諸藥，共研細末。每藥末一兩，加鹽一匙、連鬚蔥白頭六個，煎湯溫洗，練功後溫熱洗手腳等處。

每劑藥物用二十天後，再換新藥另煎另洗。有消毒去腫和舒筋活血、強健骨骼、堅實肌膚之效。

四十二、練輕身術洗方

川烏六錢八分，草烏六錢八分，桑寄生六錢八分，五加皮六錢八分，地骨皮六錢八分，桂皮五錢，乳香五錢，沒藥五錢，牛膝六錢八分，雞血藤六錢八分，青風藤六錢八分，海風藤六錢八分，勾藤五錢，透骨草五錢，鐵腳威靈仙六錢八分，紅花三錢三分，黃芪五錢，續斷五錢，絲瓜絡六錢八分，松林皮六錢，槐樹皮六錢，柳樹皮六錢，楊樹皮六錢，青鹽三兩三錢三分，以上諸藥，放上清水浸泡煎藥水，溫洗腳部和小腿，要在練功後洗腳。

每一劑藥用二十天後，另換新藥再煎再洗。功效：舒經絡，堅肌膚和皮肉，壯骨骼，順氣血，加速功夫進展。

四十三、練鐵膝功洗方

桂枝一錢，丁香二錢，荊芥九錢三分，蔓荊子一錢八分，防風五錢，乳香五錢，雞血藤三錢三分，細辛二錢，羌活六錢八分，白芷二錢，艾葉二十個，絲瓜絡三錢三分，以上藥物，共研細末，每用藥末一兩，加食鹽三錢、連鬚蔥白頭五個，煎湯洗膝蓋。洗時須溫熱，不限次數，多洗更妙。一劑藥可分成七次，每次藥用兩至三天，再換新藥，共用十五天至二十天。都是用在練功之後，行完按摩術，再溫洗膝蓋。有堅肌膚、硬皮肉、舒經絡、強筋骨、加速功夫進展之用，更有消腫、去毒、止痛之妙。

四十四、練陸地飛行術秘方

川烏五錢，草烏五錢，紅花五錢，當歸五錢，川黃蓮五錢，川續斷五錢，羌活五錢，杜仲五錢，乳香五錢，沒藥五錢，朱砂四錢八分，自然銅五錢，麻仁五錢，五加皮五錢，劉寄奴五錢，茜草五錢，血竭五錢，牛膝五錢，陳皮五錢，骨碎補五錢，破故紙五錢，紫背天葵五錢，土鱉蟲五錢，紫金丹五錢，絲瓜絡五錢，以上諸藥，共研細末，每服五分，練功前用黃酒送服。

【功效】：壯筋強骨，調合氣血，消炎去毒，退腫止痛，加速練功進展。

四十五、練內氣功壯身丸方

酒洗當歸五兩，酒洗川牛膝五兩，魚膠五兩，豹骨一斤五兩（酥炙前頸），枸杞五兩，川續斷五兩，補骨脂五兩

（鹽水炒），菟絲子五兩，炒蒺藜一兩三錢三分，蟹黃八兩六錢八分（炒），遠志一兩六錢，牡蠣一兩六錢八分，麗參五錢，黃芪六錢八分，以上諸藥，共研成細末，煉蜜為丸，如梧桐子大小。每服三錢，在練功前用黃酒服下，再喝開水少半碗。

【功效】：強壯筋骨，增力補氣，舒經絡，調合氣血，加速功法的進展。

四十六、游水內壯丸方

肉桂六錢八分，紅花三錢三分，黨參三錢三分，香附三錢三分，五味子三錢三分，吳萸三錢三分，藿香三錢三分，川椒二錢八分，雞血藤三錢三分，牛膝五錢，羌活三錢三分，防風三錢三分，蒼朮三錢三分，制川芎三錢三分，白芷三錢三分，甘草三錢三分，靈仙三錢三分，炮薑五分，以上諸藥物，共研細末，打黃米麵糊為丸，每次服三錢三分，在練水功前用白酒和開水服下。

有壯筋骨、強經絡、舒通氣血之用，並有抗寒冷、溫身體、免生冷疾之功效。是游水前服用的靈丹妙藥，更有加速功夫長進之效果。

四十七、練點石功洗手方

川烏一錢，草烏一錢，南星一錢，蛇床子一錢，半夏一錢，百部一錢，花椒一兩，狼毒一兩，透骨草一兩，藜蘆一兩，龍骨一兩，地骨皮一兩，紫苑一兩，青鹽四兩三錢三

分，劉寄奴二兩，紫花地丁一兩，乳香三錢三分，沒藥四錢，絲瓜絡六錢八分，以上諸藥物，用醋六碗、水七碗，煎至十碗為度，練功後溫洗手指。一劑藥物煎水天天溫熱後洗手指，如水用少了，可以再加醋和水再煎湯溫洗。用至三十六小時，扔掉舊藥渣，換新藥再煎。

四十八、練琵琶功洗手方

荊芥二錢，防風二錢，透骨草五錢，虎骨一錢，獨活二錢，桔梗二錢，祁艾三錢，川椒二錢，赤芍五錢，一枝蒿五錢，絲瓜絡五錢，以上諸藥物，煎湯洗，能消毒去腫，神效至極。一劑藥可煎洗二十天，以後再去舊藥渣，另換新藥，再煎再洗。

220

四十九、練柔骨功秘方

雞血藤六錢八分，紅花三錢三分，絲瓜絡六錢八分，乳香三錢三分，麗參三錢三分，靈仙五錢三分，牛膝五錢三分，川斷三錢三分，蒼朮三錢三分，共為細末，打黃米糊為丸。每次練功前服二錢，白開水送服，有舒筋活絡、強壯筋骨之用。

五十、練游牆術秘方

杞子一兩三錢三分，通草一錢八分，燈草三錢三分，甘草一錢八分，以上諸藥，共研成細末，煉蜜為丸，每丸重一

錢。每練功之前可以在口中含化一丸，然後練功。杞子、燈草可輕身，黃精可以斂氣。

五十一、練布袋功秘方

何首烏一兩，枸杞子一兩，黨參一兩，遠志肉一兩，人中白三錢三分，甘草一兩，熟地一兩，鹿茸五錢，酸刺仁三錢三分，柏子仁五錢，杜仲三錢三分，雲芩五錢，以上諸藥研細末，煉蜜為丸，每丸八分。每天早晚練功時，提前服一丸，白開水服下。

【功效】：加速功夫進展，聚精神，調合氣血，延年益壽。

五十二、練蛤蟆功秘方

當歸四兩（酒洗），川牛膝四兩（酒洗），魚膠四兩，虎骨四兩，枸杞四兩，斷續四兩，補骨脂四兩（鹽水炒），菟絲子四兩，炒蒺藜一兩，蟹黃八兩（炒），麗參六錢八分，以上諸藥共為細末，煉蜜為丸。每服三錢，練功前用黃酒服下，少喝開水。

【功效】：強筋壯骨，增力補氣，調合氣血，舒通經絡。

五十三、練千層紙功洗手方

川烏二錢，草烏二錢，乳香二錢，沒藥二錢，靈仙二

錢，木瓜二錢，紅花二錢，當歸二錢，虎骨二錢，秦艽二錢，大麴二錢，赤芍二錢，牛膝二錢，申薑二錢（又名骨碎補），延胡索二錢，紫石英二錢，地荔子一錢，落得打一錢，絲瓜絡二錢，以上諸藥，煎水洗手。

每次打完後洗洗手部，可以消腫去毒、舒經絡、活氣血、強筋骨，促進功夫進展。

五十四、練彈子拳洗手方

黑知母二錢，元參一錢，白朮二錢，蜈蚣二條，紅娘子五錢，白信三分，斑毛蟲三錢，側柏葉一兩，黃柏一錢，白蘚皮二錢，鐵砂四錢，陽起石一錢，北細辛二錢，矽砂五錢，乾薑一兩，防風二錢，荊芥二錢，指天椒四兩，小牙皂二錢，打屁蟲二錢，石灰三兩，華水蟲八錢，紅花一錢，白蒺藜二錢，當歸尾二錢，金銀花二錢，小川連一錢，以上諸藥（石灰、鐵砂二味須放在鍋內炒紅後加入），用清水十斤煎濃待用。

練前手放入溫湯洗之，取出甩乾再練；練後兩手互相摩擦，再放入溫湯內良久後取出。每十三日換藥一次。

五十五、練鎖指功洗手方

地骨皮一兩，青鹽三兩三錢三分，乳香一兩，黃芪一兩，甘草一兩，紅花三錢三分，絲瓜絡一兩，雞血藤六錢八分，川烏六錢八分，草烏六錢八分，枝子五錢，以上諸藥煎水洗手指，每次練功後即洗手指一次。

每一劑藥要用十五天，再另換新藥。

五十六、練掌功內壯秘方（追風掌功）

黨參一兩，麗參一兩，熟地一兩六錢八分，黃芪一兩，遠志六錢八分，羌活五錢，虎骨三錢三分，補骨脂一兩，枸杞子一兩，何首烏一兩，阿膠一兩，菟絲子一兩，川斷五錢，川牛膝一兩，木瓜一兩，蟹黃一斤（炒），以上諸藥，共研成細末，煉蜜為丸。練功之前每服三錢，用黃酒送下，喝開水五大口以助藥力。

【功效】：強筋壯骨，增力補氣，舒通血液，增長功夫的進展和力度。

五十七、練功秘方（軟玄功）

黨參一兩，麗參一兩，人參一兩，熟地二兩六錢八分，生地一兩六錢八分，黃芪一兩，遠志六錢八分，羌活五錢，豹骨三錢三分，補骨脂一兩，枸杞子一兩，何首烏一兩，阿膠六錢八分，菟絲子一兩，川斷五錢，川牛膝六錢八分，木瓜一兩，蟹黃十兩（炒），鹿茸六錢，絲瓜絡六錢八分，雞血藤六錢八分，以上諸藥共研成細末，煉蜜為丸。

每次練功之前服三錢，用黃酒送服後，喝開水五至七口，以助練功進展。

【功效】：壯筋骨，舒氣血，活經絡，堅五臟六腑、皮肉肌膚，加速功法的進展。

國家圖書館出版品預行編目資料

少林氣功秘集／釋德虔、徐勤燕 編著
－初版－臺北市，大展，2005 [民 94]
面；21 公分－（少林功夫；14）
ISBN 978-957-468-374-1（平裝）

1. 氣功

411.12　　　　　　　　　　　　　94003018

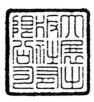

少林氣功秘集

ISBN 978-957-468-374-1

編 著 者／釋 德 虔、徐 勤 燕
責任編輯／范 孫 操
發 行 人／蔡 森 明
出 版 者／大展出版社有限公司
社　　 址／台北市北投區（石牌）致遠一路 2 段 12 巷 1 號
電　　 話／(02) 28236031 · 28236033 · 28233123
傳　　 真／(02) 28272069
郵政劃撥／01669551
網　　 址／www.dah-jaan.com.tw
E-mail／service@dah-jaan.com.tw
登 記 證／局版臺業字第 2171 號
承 印 者／傳興印刷有限公司
裝　　 訂／建鑫裝訂有限公司
排 版 者／弘益電腦排版有限公司
授 權 者／北京人民體育出版社
初版 1 刷／2005 年（民 94 年） 5 月
初版 2 刷／2008 年（民 97 年） 4 月　　　　　定價 / 220 元

推理文學經典巨著，中文版正式授權

名偵探明智小五郎與怪盜的挑戰與鬥智
名偵探柯南、金田一都讚嘆不已

日本推理小說鼻祖—江戶川亂步

1894年10月21日出生於日本三重縣名張〈現在的名張市〉。本名平井太郎。
就讀於早稻田大學時就曾經閱讀許多英、美的推理小說。
畢業之後曾經任職於貿易公司，也曾經擔任舊書商、新聞記者等各種工作。
1923年4月，在『新青年』中發表「二錢銅幣」。
筆名江戶川亂步是根據推理小說的始祖艾德嘉·亞藍波而取的。
後來致力於創作許多推理小說。
1936年配合「少年俱樂部」的要求所寫的『怪盜二十面相』極受人歡迎，
陸續發表『少年偵探團』、『妖怪博士』共26集……等
適合少年、少女閱讀的作品。

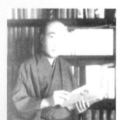 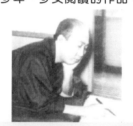 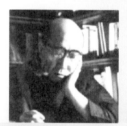

1 ～ 3 集　定價300元　試閱特價189元

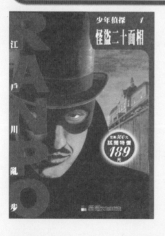 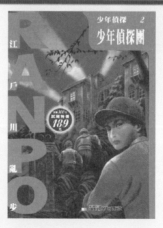 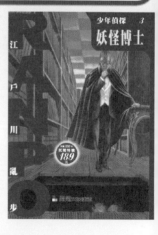

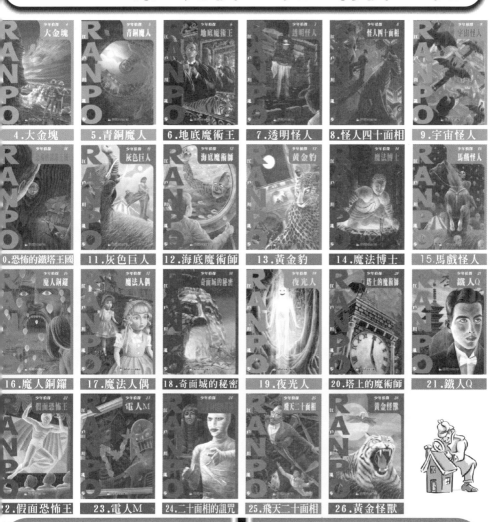